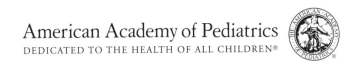

American Academy of Pediatrics
DEDICATED TO THE HEALTH OF ALL CHILDREN®

Guide to Toilet Training
Revised and Updated Second Edition

美国儿科学会
如厨训练手册

（原著第2版）

（美）马克·L.沃尔赖奇（Mark L. Wolraich） 主编

崔玉涛 主译

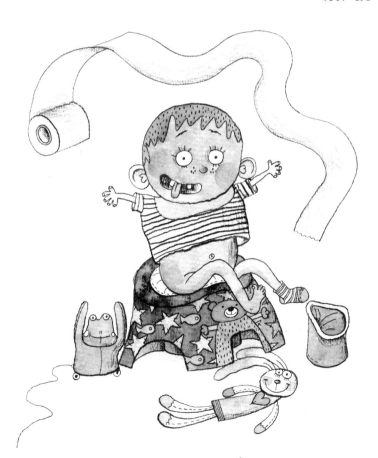

化学工业出版社

·北京·

声明

这本书中所包含的信息是为了补充而非取代儿科医生的建议。在开始任何医学治疗或制定医疗计划之前，你都应该向儿科医生咨询，他可以有针对性地与你讨论孩子的个体需求，并就孩子的症状提供治疗方案。如果你对这本书中的信息如何适用于你的孩子有任何疑问，请与孩子的儿科医生谈谈。

本书所提及的产品仅供参考，并不代表或暗示美国儿科学会的保证和认可。有关照顾孩子、儿童健康等更多信息，请访问 HealthyChildren.org。

本书所提供的信息和建议对男孩和女孩同样适用（除了个别标注的地方），为了体现这一点，我们在书中将男性代词和女性代词交替使用。

图书在版编目（CIP）数据

美国儿科学会如厕训练手册：原著第2版／（美）马克·L. 沃尔赖奇（Mark L. Wolraich）主编；崔玉涛主译.—北京：化学工业出版社，2019.11

书名原文：Guide to Toilet Training，Revised and Updated Second Edition

ISBN 978-7-122-32270-8

Ⅰ.①美⋯ Ⅱ.①马⋯ ②崔⋯ Ⅲ.①婴幼儿-生活-卫生习惯-能力培养-手册 Ⅳ.①R174-62

中国版本图书馆CIP数据核字（2018）第110684号

责任编辑：杨晓璐 高 霞 杨骏翼　　　　　装帧设计： 溢思视觉设计
责任校对：宋 夏　　　　　　　　　　　　中文版插图：仇春英

出版发行：化学工业出版社（北京市东城区青年湖南街 13 号　邮政编码 100011）
印　　装：中煤（北京）印务有限公司
787mm×1092mm　1/16　印张9¼　字数131千字　2020 年 1 月北京第 1 版第 1 次印刷

购书咨询：010-64518888　　　　　　　　售后服务：010-64518899
网　　址：http://www.cip.com.cn
凡购买本书，如有缺损质量问题，本社销售中心负责调换。

定　　价：49.80元　　　　　　　　　　　　　　　　版权所有　违者必究

责任人员名单

主编

Mark L.Wolraich，医学博士、美国儿科学会会员

美国儿科学会董事会审稿人

David Bromberg，医学博士、美国儿科学会会员

美国儿科学会首席执行官 / 执行董事

Karen Remley，医学博士、工商管理硕士、公共卫生硕士、美国儿科学会会员

美国儿科学会副执行董事

Roger F. Suchyta，医学博士、美国儿科学会会员

美国儿科学会出版部总监

Mark T. Grimes

美国儿科学会大众出版部经理

Kathryn Sparks

美国儿科学会编辑

Holly Kaminski

美国儿科学会市场部和销售部总监

Mary Lou White

审稿人和参与者

Paul F.Austin，医学博士、美国儿科学会会员

Amanda Berry，认证注册护士

Nerissa S.Bauer，医学博士、公共卫生硕士、美国儿科学会会员

Nathan J.Blum，医学博士、美国儿科学会会员

Timothy Brei，医学博士、美国儿科学会会员

Timothy Bukowski，医学博士、美国儿科学会会员

Michael Carr，医学博士、哲学博士、美国儿科学会会员

Edward Christophersen，哲学博士、美国儿科学会会员

George Cohen，医学博士、美国儿科学会会员
Beth Ellen Davis，医学博士、公共卫生硕士、美国儿科学会会员
Beth DelConte，医学博士、美国儿科学会会员
Edward Goldson，医学博士、美国儿科学会会员
Damon Korb，医学博士、美国儿科学会会员
Irene McAleer，医学博士、美国儿科学会会员
Lane S. Palmer，医学博士、美国儿科学会会员
Peter J. Smith，医学博士、美国儿科学会会员

原著第一版审稿人和参与者

F. Daniel Armstrong，哲学博士
George C. Cohen，医学博士、美国儿科学会会员
William L. Coleman，医学博士、美国儿科学会会员
Barbara J. Howard，医学博士、美国儿科学会会员
J. Lane Tanner，医学博士、美国儿科学会会员
Hyman C. Tolmas，医学博士、美国儿科学会会员

整理者

Richard Trubo

插图

Anthony Alex Le Tourneau

中文版译者名单

主译

崔玉涛

参加翻译人员

崔玉涛　白　洁　涂绘玲　马红秋　步小塞　孔令凯　董红红　韩　静

谨以本书献给所有意识到孩子是我们当下的精神支柱和未来希望的人。同时也送给塞尼卡和埃莉诺，他们在从本书的建议中受益之前，就设法自主地完成了如厕训练。

马克·L.沃尔赖奇
（Mark L.Wolraich）
医学博士、美国儿科学会会员

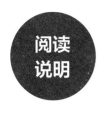

阅读
说明

　　　　厕训练，是家长需要面对
　　　　兆战性、也是最有意义的
　　　　一。基于美国儿科学会最
　　　　研究成果，这本手册主要回
答了家长们关于如厕训练和尿床
的常见问题，包括：

✓ 我的孩子什么时候可以开始如厕训练？

✓ 如何应对孩子的反抗？

✓ 孩子尿床和其他突发状况该如何解决？

✓ 孩子有进步时，最好的鼓励办法是什么？

✓ 如果孩子有便秘问题，怎样进行如厕训练？

✓ 如何为孩子选择坐便器？

✓ 如厕训练不顺利时，家长应该怎样积极地去应对？

✓ 孩子在进入幼儿园前就要完成如厕训练吗？

✓ 如何改善尿床问题？

✓ 如厕训练要持续多久？

......

　　更为重要的是，这本书能够
确保父母和孩子都以一个积极的
心态和丰富的经验来面对如厕这
个发育上的里程碑事件。

到今年为止，我从事儿科临床工作已经 33 年，坚持医学科普也已 20 年了，在这么多年的临床工作和科普宣教中能深刻地体会到家长对儿童养育和疾病的认识，越来越深入、越来越广泛。现今的家长有太多的途径接触到国外各种养育方式和观点。这些观点到底是国外主流学派，还是个别人的观点？是大众宣传，还是商家广告？众多信息充实或干扰着儿童养育，实在令家长无从选择。

过去孩子来看病，基本上都是《儿科学》专著上包含的疾病，而现在医生们日常门诊遇到的越来越多的是养育相关的问题，在《儿科学》上很难找到。困扰家长的很多都是健康与疾病之间的"小问题"和"轻病症"，这些"小问题""轻病症"涉及面非常广。大多数情况下，这些非疾病性问题也会使家长焦虑，不及时弄清和解决就可能会干扰到正常儿童养育。

所以常规医院的疾病门诊越来越难以满足家长们形式多样的需求。如何让家长全面了解育儿、面对育儿问题、解决育儿困惑，成了现代儿科医生关注的课题。我们在努力开展育儿教育、研发育儿课程、编写育儿书籍的同时，应该同时借鉴国外先进、权威团体的经验，这也就是近些年我和我的团队"育学园"努力翻译一些国外养育书籍的意义所在，即此次翻译美国儿科学会书籍的初衷。

另外，我们与家长一起不断了解、探索儿童的健康世界，应该不仅仅是身体健康，更应包括心理健康。医学不仅是一门单纯的科学，更是一门综合艺术。用"科学 + 艺术"的医学思维，依据儿童生长发育特点，探求获取儿童身心健康的方法，是我们一直努力的方向。

到目前为止，美国儿科学会已经是一个拥有超过 67000 名会员的非营利性组织，这个组织成立于 1930 年，虽然最初是由 35 名儿科医生发起，但到目前，其成员的研究方向已经远不止于儿童和青少年的躯体疾病，而是致力于 0~18 岁儿童和青少年的身体、心理健康，提升其社会适应性和生活幸福指数。

此次我们育学园团队翻译了美国儿科学会组织编写的"What Every Parent Needs to Know"系列中关于营养、睡眠、如厕的三个分册，为什么独独选择这三方面的内容呢？

在我的新浪个人微博、育学园微信公众号、育学园 App 中，经常会看到父母的一些留言：

关于营养——

"我的孩子 8 个月了，在吃辅食的时候，特别喜欢用手抓，边吃边玩，吃得到处都是，经常是他一边吃家里老人一边擦，后来索性就直接喂着吃了。""孩子上幼儿园的时候自己吃饭吃得挺好的，一回家来就不好好吃饭，要不然就非让喂，不喂不吃。""孩子一到吃饭时间就各种挑剔、磨蹭，家长'戏精上身'，演节目加追着喂，一顿饭能吃一个小时。"……

上述留言大都反映了相似的问题，那就是孩子的饮食习惯如何培养，生活习惯如何养成。首先，我先问一下家长们，你们自己的饮食和生活习惯好吗？家长是孩子的榜样。家长在与孩子交流，特别是引导、纠正孩子生活习惯时，自己是否起到了榜样的作用？是否做到以身作则？是否做到身先士卒？

营养仅仅是提供孩子生长的基础吗？摄食过程既是为了摄取营养素，也应该是促进孩子正常发育的过程。吃饱到吃好，代表孩子进食后达到的不同状态。愉快积极的进食过程，并不仅仅代表孩子获取了家长提供的预期食物数量，还代表孩子愉快、积极、主动接受食物的过程。

良好的食物 = 均衡营养的食物 + 良好的进食环境和方式。

根据孩子身心现状如何挑选食物、如何烹饪是家长必修之课；如何在喂养孩子过程中，引导孩子学会咀嚼、引导孩子自行进食是家长的责任；远离全家齐上阵"欢歌载舞"，手机、pad 和电视相伴，玩具 + 恐吓并存的进食状态是家长的任务。养育身心健康的儿童需要从进食开始。

关于睡眠——

我通常会听到这样的声音：

"自从我家孩子出生之后，我就没有上过大床睡觉。"一位新手爸爸苦恼地说。

在中国我们的建议是，3 岁之内的婴幼儿从出生开始就要跟家长同屋不同床，3 岁之后可以考虑分屋睡觉。因为孩子从小在自己的小床上睡觉，他会养成相对比较安静的习惯，也比大床更少受到来自大人的干扰；另外，大床会让孩子觉得没有安全感，他会翻滚，翻不好就掉床下去了；再者，夫妻生完孩子之后分床睡，对夫妻感情的培养也是不利的，我们常说，夫妻关系大于亲子关系。良好的夫妻关系是孩子心理健康的基石。

此外，在《美国儿科学会睡眠手册》一书中，我们特别总结了中国家长最关心的 6 大睡眠问题，包括入睡困难、奶睡、频繁夜醒、抱睡、分床与分房睡、盖多盖少，并都给予了详细解答。

关于如厕——

"我家孩子穿着纸尿裤的时候习惯站着排便，现在脱了纸尿裤之后坐着就排不出来，该怎么办？""我家孩子都 3 岁了，还是不会自己上厕所，可急死了。""我家双胞胎，早早地给他们买好了小尿盆，也告诉他们了这是干吗用的，可是他们还是认为这是玩具。"……

在如厕这件事情上，我看到家长们都在很努力地帮助孩子，但是都忽略了一件事情，那就是排便是孩子自己的事情，家长不应该过分地干预。我们倡导的是让孩子在看和练中学习排便。首先给孩子买一个专用的小便盆，不要买那种很花哨的，也不要有音乐的，就是很简单的那种，否则会分散孩子的注意力。把小便盆放到卫生间里去，要告诉孩子这就是他排尿排便时使用的，不要一开始就让孩子误以为是一个普通的玩具。然后大人上卫生间的时候，可以让孩子在旁边。建议男孩跟着爸爸，女孩跟着妈妈。孩子模仿是天性，多看几次孩子就知道"哦，原来便盆是这个作用"。这个年龄可以是 1 岁以后，孩子学会走路以后，孩子要不要跟着父母做不强制。家长们总是希望给孩子设定目标，今天要达到什么状态，明天要什么状态，这种计划性是非常不尊重孩子的。孩子感觉到在纸尿裤里排尿、排便是不舒服的年龄是不完全一样的，只有孩子自己认为不舒服了才能去改变。大人只要正确地引导，孩子就一定可以学会。

所以，营养、睡眠、如厕这三件事不仅是孩子生理发展中最重要的事件，也是会对孩子心理产生重大影响的事件，更与家长心态、孩子成长环境、文化背景息息相关。我们把这 3 本书带到家长身边，就是希望家长了解，国外知名医疗团体的专家们如何看待孩子的营养、睡眠、如厕，与国内专家介绍的有哪些异同，不同点是理解范畴、文化的差异，还是社会环境的差异？如何学习和借鉴国外的养育理念，正是我们不断研究和实践的课题之一。

《美国儿科学会营养百科》汇总了美国儿科学会关于营养、喂养和饮食行为的科学建议。给孩子提供健康的饮食，保持积极的生活方式，这是每位父母都应该知道的营养学知识。《美国儿科学会睡眠手册》在美国的家长中非常受欢迎，这本书用通俗易懂的语言讲解了睡眠的基础和可能遭遇的睡眠问题，为孩子的具体睡眠问题提供对应的解决方法，帮助孩子建立好的睡眠习惯，让父母们更加理解孩子。《美国儿科学会如厕训练手册》认为如厕训练是孩子走向独立的第一步，父母应该用积极的心态面对孩子如厕过程中出现的各种问题。如厕训练让孩子学到的不仅仅是一种技能，更重要的是让孩子体会到实现目标的快乐，从而锻炼积极迎接挑战、获得成功的能力。

在完全尊重和翻译原著内容的基础上，我同时还将其中因为文化和习惯差异导致的中西方育儿理念和方式的不同进行了适当的解读，以期给中国父母贴切可行的建议，希望能对父母们有所帮助。

需要特别说明的是，随着科学的发展和社会的日新月异，现在看来是主流的观点，未来可能被更新。医学科学和很多社会学科共同组成了儿童养育的基础科学，家长及儿童相关工作者组成了养育大军，这样才能养育出一代一代健康的儿童。理论加实践，才能真正促进养育的进步。本次翻译的这几本书仅仅代表成书时美国儿科学会及相关专家所认可的观点，当然，也受我们翻译能力所限，书中难免存在疏漏之处，非常欢迎读者指正，在帮助我们共同进步的同时，在中国形成良好的养育环境。

再次感谢读者们的信任和支持，也希望孩子们健康成长，拥有更美好的未来。

北京崔玉涛育学园儿科诊所院长
北京崔玉涛儿童健康管理中心董事长兼首席健康官

美国儿科学会（AAP）欢迎您阅读《美国儿科学会如厕训练手册（第2版）》。

帮助孩子完成如厕训练，可能是父母要面对的最艰难的挑战之一。虽然学会独立使用卫生间是孩子成长过程中一件水到渠成的事，但让家长感到困惑的是："我怎样才能知道孩子什么时候准备好了？"这本书将帮助家长学习辨别孩子的生理、认知、语言等各方面的信号，这些信号表明孩子已经准备好进行如厕训练了。此外，本书还解决了一些其他的重要问题，例如如何处理训练过程中的突发状况；孩子出现倒退行为时该怎么办；如何训练年龄较大的或有特殊需求的孩子；以及在孩子尿床和把床弄脏时该如何处理。

《美国儿科学会如厕训练手册》与书店和图书馆书架上其他同类著作的区别在于，它的内容不断地被美国儿科学会的医生们发展与完善。医学信息总是不断变化的，因此我们竭尽所能在书中呈现最新的研究成果。读者可以访问美国儿科学会的官方网站 www.HealthyChildren.org，以获得更新的信息，同时了解其他主题。

美国儿科学会是一个由 64000 名初级儿科保健医生、儿科医疗专家和儿外科专家组成的组织，专门致力于帮助所有婴儿、儿童、青少年和年轻人保持健康。书中关于儿童发育过程的阐述，可以让父母和他们的孩子对如厕训练的整个过程感觉良好，并对他们所取得的成绩感到满意。

美国儿科学会希望，《美国儿科学会如厕训练手册》可以与孩子的儿科医生的指导一起，给父母和孩子照顾者提供宝贵的学习资源和参考指南。这本书将如厕训练带入人们的视野。我们的目的，是让父母和他们的孩子，以积极的方式去体验幼儿学会控制自己身体机能的过程。我们希望能够为父母提供知识与技能，用来帮助他们的孩子成功接受训练，从而使他们因完成训练而感到满足。

卡伦·拉姆利（Karen Remley）

医学博士、工商管理硕士、公共卫生硕士、美国儿科学会会员

首席执行官／执行董事

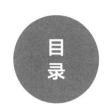

目录

第3章　鼓励孩子的进步　　－　　034

允许孩子按自己的节奏发展，在他失败时不作批评或判断，并在他成功时给予表扬，从而让他知道，他可以为自己设定一个目标并实现它。

第4章　如厕训练中可能出现的挑战　　－　　049

我们成年人有时会忘记，孩子是多么容易紧张，他们的日常生活和周围环境的任何变化是多么容易让他们产生无助感。

在 2~4 岁的时候，幼儿或学龄前儿童的语言能力和综合理解能力已经发展得很好了，这使得我们很容易高估他们的专注力、记忆力和分清事情轻重缓急的能力。

第 5 章 3~5 岁孩子的如厕训练 － 065

对于 3~5 岁的孩子，家长可以为他们提供一些记忆线索，来帮助他们完成对新技能的学习，同时还要允许他们有"我自己做"的强烈冲动。

第 6 章 如厕训练出现障碍的常见原因 － 078

如厕的问题行为可能与生理原因有关，也可能是由焦虑或极度情绪引起。然而，许多行为是正常孩子认知发展的典型表现。

第 7 章　对有特殊需要的儿童进行如厕训练　–　098

毫无疑问，对有特殊需求的孩子进行如厕训练是一项长期的挑战。但是，相比训练其他孩子，回报也会是巨大的。不仅是因为孩子会为获得了照顾自己的重要能力而欢欣鼓舞，也不仅是因为你的日常生活会变得简单些，更是因为它为孩子在日后长大的过程中创造了更大的可能性。

第8章 尿床 － 114

大部分5岁以下儿童都会尿床。这种现象在儿童中很常见，因为控制膀胱－大脑连接的神经还在成熟。在孩子5岁以后，尿床的人数开始减少。男孩尿床的发生率是女孩的两倍，并且夜间尿床比白天尿裤子发生的概率要大。

第9章 自力更生的孩子 － 125

当孩子成功完成如厕训练，他将变得更加自信和独立，并且由掌握一项新技能而产生出的自豪感将支持他的进一步发展。

译者对儿童如厕训练
相关问题的解读

1. 如厕不应该是水到渠成的事吗？为何还要"训练"？

本书建议：

对于一个真正完成了如厕训练的孩子来说，他要有能力判断出自己是否需要使用卫生间，并且能忍住便意坚持走到马桶旁，脱下裤子，并且在马桶上坐足够长的时间，直到排泄完。这一切，要等到孩子的认知、情感能力和生理都发展到一定程度才可能实现，通常是在 18 月龄到 24 月龄之后（见本书第 9 页）。

/译者解读/

如厕的心理意义可能是大于其生理意义的。本书所讲的"训练"，其实强调了两方面的问题：一是如厕的过程，家长要参与，因为这是孩子走向独立的关键一步，让孩子体会到学习的过程和最终的成功，对其心理建设尤其有利；二是本书强调了家长最好把自己的角色看成一个"推动者"，而非"培训师"。所以本书的"训练"，家长们不妨理解为"参与"和"引导"。

2. 开始如厕训练的时间，国外和国内有区别吗？

本书建议：

和生理上的准备一样，孩子这些基本的认知能力和语言水平的发展，对如厕训练是否能够成功具有非常重要的作用。这也就是为什么大多数父母都发现，等到孩子 2~3 岁时再开始如厕训练往往更容易（见本书第 25 页）。

在美国和许多其他国家，大家公认如厕训练的最佳年龄更多地取决于成年人的需求、愿望和文化态度，而不是孩子已经准备好、有能力控制自己身体各项机能的时间。例如：

● 在非洲和南美洲的许多地方，母亲和婴儿几乎会保持频繁的身体接触，并且婴儿是不穿纸尿裤的。母亲从小"训练"孩子的方式，就是在感觉孩子要排便时，随便把他放在某个她认为适合的地方。

● 在芬兰等一些北欧国家的传统中，从婴儿期开始，孩子一旦吃完饭，就会被放到马桶上，如果孩子恰巧在这时候排尿或排便了，那么就会受到表扬。

通常，如果在孩子 18 月龄前开始进行如厕训练，那么对于孩子的表现，你该持有合乎现实的期望。

儿童发展专家认为，对于大多数家庭来说，在孩子的各项能力达到可以控制整个如厕过程的大部分环节后，再开始进行如厕训练效果将会更好（见本书第 9 页）。

译者解读

一般来说，宝宝 2 岁左右就能自主控制排便，可以进行如厕训练了。这个时间并不是绝对的，有的宝宝 20 个月时就可以开始训练，有的则需要等到 27 个月，而且男孩可能比女孩要晚。家长不必严格遵循推荐的时间，而应该尊重宝宝的发展规律，等他准备好了再开始。研究发现，如厕训练开始的时间较晚，宝宝反而能更快地自主如厕。

3. 可以"把屎把尿"吗?

译者解读

从生理上讲，不提倡给孩子长时间把屎把尿，特别是小婴儿，不建议把屎把尿。因为大人无法准确得知婴儿排尿、排便的时间，把尿、便是不尊重婴儿的表现，是大人在控制婴儿的行为。另外，频繁把便对髋关节、肛门括约肌都是异常刺激，对孩子无益处。

孩子从不会自主控制排尿，到能够自行如厕，需大约两年或多一些时间。把尿并不是正常的排尿方式。给婴儿把尿，会造成排尿过勤，对婴儿并不是好习惯，对膀胱功能发育也存在不利影响。训练排便也不意味着把孩子排便。孩子能够接受排便训练的前提是：①能感到排便到身上不舒服；②对坐便器和排便产生联系；③孩子有能力使用坐便器。能够接受这些前提的孩子应该不早于 1 岁。

4. 纸尿裤使用时间长了会对孩子，特别是男孩子的生殖器发育产生不利影响？

纸尿裤给现代育儿带来了很多便利，但也遭受了很多质疑。常见的对纸尿裤的误解有：

纸尿裤太厚、不透气，容易捂出红屁股或痱子

相比之下，使用尿布的宝宝出现尿布疹、痱子的概率更高。干爽的尿布虽然透气，但一旦宝宝排便，尿布就变得潮湿，如果不及时更换就会滋生细菌；而纸尿裤的吸水性、透气性较强，宝宝排便后，纸尿裤会快速吸收水分，保持被纸尿裤包裹部分皮肤干爽。只要做到及时更换、多冲洗少擦拭、先晾干再穿新的纸尿裤，配合涂抹护臀膏，完全可以避免捂出红屁股或痱子等皮肤问题。

长期穿纸尿裤会让宝宝长成罗圈腿

罗圈腿又叫 O 型腿，在医学上成为膝内翻，是宝宝膝关节发育不良导致的。纸尿裤穿在宝宝髋关节的位置，与膝关节毫不相关。刚出生的宝宝腿不直呈 O 型是正常的，随着年龄增长，就会发育得越来越直。事实上，过早让宝宝扶着站立，在大人腿上蹦跳，造成膝关节变形，才会导致宝宝长成 O 型腿或 X 型腿。由此可见，纸尿裤会导致宝宝罗圈腿这种担心是多余的，更要注意的反而是不要过早扶着宝宝站立、蹦跳。

纸尿裤不透气，里面温度过高，影响男宝宝睾丸发育，严重的甚至会降低生育能力

首先要知道，睾丸的温度与体表温度相当。其次，尿液从体内排出后，会迅速从体内温度降至体表温度，而纸尿裤不会让尿液一直保持体表温度，更没有加热的功能。所以，纸尿裤内的温度低于体表温度，也就是睾丸的温度，不存在温度过高的问题，也就不会对睾丸发育造成不良影响。

／译者解读／

5. 如何看待如厕训练中的倒退现象？

本书建议：

在如厕训练期间出现倒退现象，比如孩子突然忘了该使用马桶，不断地制造

看起来一塌糊涂的各种事故，或者想要继续使用纸尿裤，这些现象可能会让那些相信他们几乎已经完成了训练的家长们感到困惑和不安。你对孩子出现这种行为的第一反应，应该是让儿科医生检查一下，以排除是生理原因导致了这一系列倒退行为（见本书第57页）。

译者解读

如厕训练有时会出现倒退的现象，孩子已经顺利地在儿童坐便器里排便，可突然有一天非常排斥使用坐便器。出现这种情况，如果不是因为身体不适或其他健康问题，很可能是孩子想要拥有自主权或控制权的表现。通常，大多数孩子在这个阶段会迫切地想要自己做决定，抵制家长做的决定。拒绝使用坐便器，随地大小便，就是这种心理的表现之一。

为了避免孩子出现如厕训练倒退的现象，有的家长刻意延后如厕训练的时间，等到孩子2岁甚至更晚再开始，不失为一个好方法。排除孩子因为尿路感染、便秘、臀部或大腿根部疼痛而拒绝使用坐便器，家长可以通过下面的方法帮助宝宝顺利度过这个阶段：首先，做些调整，重新引起孩子学习如厕的兴趣。比如，给孩子准备容易穿脱的衣服，以方便使用坐便器；或者换一款新的坐便器，吸引宝宝的注意力。其次，在其他方面给宝宝更多的控制权和自主权，让他决定吃什么、穿什么、玩什么等。当他能够从其他方面获得自主权或控制权，对如厕学习的抗拒可能会有所缓解。

如果通过这些努力，宝宝仍然非常抗拒，家长也不要焦虑，不妨顺其自然，随着孩子逐渐成长，最终会度过这个阶段。

Chapter 1

第1章

如厕训练：家长准备

　　如厕训练，是孩子生长发育准备就绪的自然结果；是家长观察孩子成长过程中各方面进步的机会，也是家长与孩子练习亲子沟通的机会；能让孩子体验到制定目标、朝着实现目标迈进、最终获得成功的乐趣；是一种增强孩子自信心和自尊心的方法。

　　"我刚刚开始对我的儿子安德鲁进行如厕训练，就已经陷入了迷惑。"一位两岁男孩的妈妈琳达写到，"我敢说，到目前为止，我们做的所有事都是对的。4 周前，我和丈夫给安德鲁买了小马桶，并向他解释了这是什么，然后我们把马桶放在了卫生间。不过他却对使用马桶完全不感兴趣（除了把马桶扣在头上当帽子）。当然了，我们可是特别注意，没有给他任何压力。"

　　"今天早晨，安德鲁起床时，我终于忍不住问他：'想不想试试用小马桶？'他看了我一会儿，然后哭了起来。我手足无措，实在不明白到底是哪句话让他这么伤心，我只能抱着他慢慢安慰：'好了，宝贝，你不一定非要用马桶。'但我确实希望能有人告诉我这一切到底是怎么回事。"

　　如果你家有同龄的穿着纸尿裤的孩子，你也许会和琳达有相同的困惑——怎样才能更好地开始如厕训练。你可能担心，如厕训练开始得太早会给孩子造成心理压力；而如果开始得太晚，孩子很大了却还不会上厕所，又会让他对自己的表现感到失望。你可能会被各种媒体、网络上相互矛盾的建议搞晕；也可能会对亲朋好友所说的，在孩子一岁生日时就可以开始如厕训练的说法感到困惑；或者，你可能曾被告知，如厕训练应该等到孩子三四岁的时候再开始，这样整个训练"一天之内就可以完成"，不然训练没准会需要好几个月甚至一年的时间。你可能已经发现，由父母主导的规律的如厕行为是训练孩子的最佳方式，又或者如厕这件事最好让孩子自己决定什么时候开始、在哪里开始，以及如何进行。不过好像这些都还不够，孩子自身不断发展的冲动和需求，可能会使哪怕是最简单、最积极的如厕训练计划突然脱轨。你的家庭情况，比如夫妻关系紧张、最近更换了居住地点，以及家中有了新的小宝宝，都有可能以你始料未及的方式，影响孩子在如厕训练上的进步。与此同时，你自己关于幼年如厕训练的感受和记忆，也可能会给你的态度渲染上不同的色彩，从而间接地影响到你的孩子。

　　在开始如厕训练前，家长普遍最关心下面两个基本问题：

✓ "我该什么时候开始？"
✓ "我该用什么方法？"

　　如果你向人求教，大家都愿意为你提供帮助，但答案可能是千篇一律的。然而，他们的建议也许并不适合你的家庭，更重要的是，不适合你的孩子。大部分孩子都会在 18 月龄时准备好进行如厕训练。当然，还有一些孩子，如果给他更多时间进行准备，那么他学习起来会更快速、更轻松。许多孩子对于日常使用马桶表现得很好，但是与此同时，你的孩子也许每天都宁愿憋着也拒绝使用马桶，直到他感觉自己实在快憋不住了。事实上，几乎所有的如厕训练迟早都会成功，但是如果能根据孩子的发展水平和学习模式，为他量身打造一套训练方法，将有助于使整个训练过程变得更顺利。

学习了如何评估孩子是否准备好接受如厕训练之后，你就可以选择最适宜的时间开始。

对于"什么时候开始进行如厕训练""可以用什么方法进行如厕训练"等这些问题，你将能从书中找到专属于自己孩子的答案。你会知道，哪些技能是孩子在真正熟练地独立上厕所之前必须要学会的。你将了解如何通过语言、示范、社交等各种手段来引导孩子学会使用马桶，并按照孩子的个性、气质和不断变化的需求来综合使用这些方法。如果你正在为孩子抗拒训练而感到烦恼，那么也能从这本书中找到一些信息，它们会提示你是什么原因影响了训练，鼓励你放弃不适宜的方法，并指导你何时开始进行新的尝试。

总之，我们鼓励父母将如厕训练视为一个熟悉孩子的个性与发展轨迹的机会，并能在这个过程中找出他最适合的学习方式，而不要将如厕训练看成是抚养孩子所必须执行的一项艰苦任务。**要知道，学走路或者学说话时，孩子更多的是出于本能反应，而使用厕所则是孩子必须有意识地获得的第一个、也是最重要的技能之一。**

事实上，使用马桶并非人的本能，孩子需要通过练习才能获得这个技能，至于孩子能够学会的原因，则很可能是你想让他使用马桶，而他想听话来让你高兴。为了帮孩子养成使用马桶的习惯，你需要不断鼓励他，关注他的每一点进步，并且对他的成功给予奖励；你需要根据孩子在训练过程中的反应，随时调整你的训练方法。在孩子刚刚开始努力进行训练时，你要为他设立一些小目标，并帮他实现。在这个过程中，你可能会发现，有些孩子通过言语交流会学得更好（和孩子说一说马桶的用法，而非简单地模仿和练习），而另一些孩子更喜欢用行动来做出反馈（按照计划好的时间坐在马桶上，这样马桶就变成了他日常作息中的一部分）。你会发现，他可能对你委婉的提醒欣然接受，也可能会很抵触你这样做；他可能会喜欢向成人展示自己的每一点进步，也可能更愿意躲在紧闭的门后默默练习。

这些发现，能够帮你更了解你的宝宝，并且让你知道该如何教他学习使用马桶，你的收获将不仅仅是教会他自己上厕所那么简单。这些经历会让你学会以积极的方式与孩子交流，并为孩子日后掌握高效的学习方法奠定基础。

进行如厕训练的关键，当然，也是最有趣的部分，在于选择最适合自己家庭的时机与方式，学会如何有效而持续地使用它们，并且观察孩子在执行专门为他设计的"课程计划"中那些令人惊喜的进步。

家长应该怎样看待如厕训练

- ✓ 孩子生长发育准备就绪的自然结果
- ✓ 一个观察孩子成长过程中各方面进步的机会
- ✓ 让你发现孩子怎样才能学得更好，并练习有效地与他沟通
- ✓ 让孩子体验到制定目标、朝着实现目标迈进、最终获得成功的乐趣
- ✓ 一种增强孩子自信心和自尊心的方法

何时开始如厕训练

是否有"最佳"的年龄

"苏珊已经快 3 岁了还穿着纸尿裤？嗯，我的几个孩子都是 1 岁半的时候就开始进行如厕训练了，从那之后，他们几乎就没尿过床。"

每次听到这样的评论时，你是否就觉得有点抓狂？这些话很可能出自于那些认同早期训练的人之口。

对于那些孩子已经长大的家长来说，忘掉自家孩子接受早期训练时发生的那些事故和出现的倒退现象简直太容易了。当然，那时候我们对于如厕训练的认识与现在也是不同的。例如，1 岁大的孩子可能在吃过饭后就会被放在马桶上，直到他排泄为止。这样的程序是建立在条件反射的基础上，而非真正的学习——它更像是在训练宠物而不是帮助孩子实现自我掌控！

一个 1 岁大的孩子，最终能否学会坐在马桶上排尿或排便，关键仍然在于成年人是否注意到是时候该使用马桶了，并且把孩子放在上面，让他一直待在马桶上，直到排泄完。而对于一个真正完成了如厕训练的孩子来说，他要有能力判断出自己是否需要使用卫生间，并且能忍住便意坚持走到马桶旁，脱下裤子，并且在马桶上坐足够长的时间，直到排泄完。这一切，要等到孩子的认知、情感能力和生理都发展到一定程度才可能实现，通常是在 18 月龄到 24 月龄之后。因此，**家长最好把自己的角色看成一个"推动者"，而非"培训师"。**

事实上，在美国和许多其他国家，大家公认如厕训练的最佳年龄更多地取决于成年人的需求、愿望和文化态度，而不是孩子已经准备好、有能力控制自己身体各项机能的时间。例如：

· 在非洲和南美洲的许多地方，母亲和婴儿几乎会保持频繁的身体接触，并且婴儿是不穿纸尿裤的。母亲从小"训练"孩子的方式，就是在感觉孩子要排便时，随便把他放在某个她认为适合的地方。

· 在芬兰等一些北欧国家的传统中，从婴儿期开始，孩子一旦吃完饭，就会被放到马桶上，如果孩子恰巧在这时候排尿或排便了，那么就会受到表扬。

压力使得全职工作的父母和单亲家庭的家长更希望能尽快完成如厕训练。与此同时，许多幼儿园和早教机构有帮助进行如厕训练的项目，一些机构还将能够独立上厕所作为入学的必要条件。

通常，如果在孩子 18 月龄前开始进行如厕训练，那么对于孩子的表现，你该持有合乎现实的期望。儿童发展专家认为，对于大多数家庭来说，在孩子的各项能力达到可以控制整个如厕过程的大部分环节后，再开始进行如厕训练效果将会更好（图 1-1）。

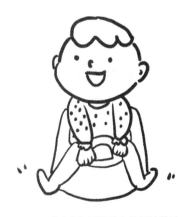

图 1-1 成功的如厕训练有助于培养孩子的独立性，并帮他获得自信心

1 岁或更早开始如厕训练好不好

12 月龄以下的孩子还不能控制膀胱和肠道的功能，而且也没有足够的

行动能力让自己做到及时赶到厕所并脱掉裤子。对于这些年幼的孩子来说，还存在情绪上的问题——他们是否有使用马桶的愿望，对训练过程的态度是否积极，以及是否有能力克服对卫生间的恐惧？

这些情绪上的问题有的孩子可能到两岁、三岁或四岁时才会出现，也可能在成长的过程中时有时无。孩子的语言能力一般在 2~3 岁时有迅速的提升，这使得他们能够通过谈话和指导的方式进行学习，并且表达出自己的恐惧或焦虑。一些孩子从学步期开始，一直到入园之前的这段时间里，他们在社会意识的驱动下会模仿他们的哥哥、姐姐或玩伴的行为，这也使得他们使用卫生间的能力稳步提升。

孩子的生理、社会、情感和认知等能力发展至成熟的时间各不相同，而父母是判断孩子的各项能力是否达到能够开始接受如厕训练的最佳人选。你们或许已经发现，在你没有压力、不需要工作、家里没有重大变故的情况下，相比其他家庭成员，你是家中最能控制好训练进程的那一位。由于孩子的发展和家庭状况的变化是无法预测的，所以最好不要假设孩子会在哪个年龄开始接受训练。相反，考虑一下发现孩子已经准备就绪的方法（下面的章节会告诉你哪些迹象表明孩子已经准备好接受训练），留心观察你的孩子，一旦在他身上出现了这些信号，那么不管他多大年龄都可以开始进行训练。

通常，如厕训练开始得越晚，孩子的自主能力越强，越能轻松和快速地完成训练。当然，尽管如此，即使是刚学走路的孩子也可以很容易地学会使用马桶，因为天生的消极情绪已经有所减弱，而且他们很有动力去学习。

每个孩子都有自己的时间表

在你开始进行如厕训练之前，先花点时间考虑一下这样做的原因。

1. 你是否觉得孩子已经准备好，并且能成功完成这个具有挑战性的过程？

2. 他是否表现出了对如厕训练的兴趣？

3. 你是否迫于照顾孩子的压力或经济条件的限制，才想尽快让孩子不再使用纸尿裤？还是仅仅因为你感到不自在，因为其他同龄甚至更小的孩子都已经开始如厕训练了，或者你家的老大在这个年龄也已经接受过训练，又或者因为你的亲戚或朋友开始问你打算什么时候开始？

第 3 条可能会对你产生极大影响，但实际请尽量不要考虑这个因素。孩子的需求与她的同龄人或哥哥姐姐无关。即使是双胞胎，能够开始进行如厕训练的时间也常常存在差异。因此，不必照搬其他孩子的训练计划，也不要期待以此展示你育儿技巧有多高超或孩子多么聪慧过人。许多聪明的孩子，即使是在那些慈爱的、有耐心的父母的指导下，也会直到学前班或更晚的时候，才能彻底完成如厕训练。

如何进行如厕训练

如厕训练技巧

其他家长可能会推荐不同的训练方式给你，而且这些方式对他们的孩子真的很有效。比如：示范如何上厕所是一种帮助孩子模仿学习的好方法；有可能只是给儿子读了一本关于该如何使用马桶的书，并和他一起讨论了书中的内容；或多跟孩子讲一讲怎样使用马桶，并且每隔两小时就问一遍"你想上厕所吗"；或在表格里贴上一颗金色的小星星或使用其他一些小奖励是最有效的办法；有些家长喜欢使用直截了当的方法，甚至从工作中抽出两周的时间来进行"沉浸式训练"，而另一些人则认为，如果能允许孩子用几个月的时间来适应马桶，孩子的压力会更小。

这些方法对你的孩子都是有用的。但是请记住，没有必要只用其中一种方法。事实上，无论孩子多大，都是从语言、身体、社会和其他各种形式的综合训练中受益的。在这本书里，你可以根据孩子的个性、兴趣和需求来选择一系列有效的如厕训练技巧。

即使是最合理、最标准的方法也可能无法适用于某些特别的孩子，正如本章开头中琳达所描述的，她的儿子安德鲁对如厕训练的反应。在本章最开始琳达的例子里，安德鲁碰巧经历了一个幼儿典型的反抗期，在这段时期内，他的自主意识强烈到令人难以招架。尽管琳达很小心地不强迫他用马桶，他还是能很容易地感受到，妈妈渴望看到他用马桶。每当他看到卫生间里的马桶，安德鲁就会感受到他想支配自己的行动和想取悦妈妈之间的矛盾，直到出现琳达偶然建议他尝试使用马桶，他便忍不住大哭起来。

后来，琳达很聪明地根据儿子的反应调整了训练计划，即退后一步，忽略马桶一段时间。结果安德鲁渐渐按照自己的节奏开始主动尝试，并很快在琳达的鼓励与支持下，开始按时使用马桶。

接纳孩子的个人风格，并及时调整计划，能让如厕训练比你预想中轻松许多。你将从一个全新的角度了解你的孩子，欣赏他的特质，熟悉他的新爱好，把他作为一个独特的、有趣的个体来对待。

没有两个孩子完全相同

"我有三个孩子。一个女儿在 3 岁前完成了如厕训练，儿子在 4 岁半时接受了训练，另一个女儿是在 3 岁半。从中我领悟到的是：每个孩子都是独一无二的。很重要的一点是，当孩子无法如你所愿完成如厕训练时，别让他觉得自己很糟糕。而且，不要在孩子之间做比较。"

罗丝，雅各布、特莎和莫莉的妈妈

四个基本原则保障孩子愉快、顺利地学会如厕

在接下来的章节里，你将学习如何确定孩子已准备好进行如厕训练。你将了解到：

✓ 教会孩子独立使用马桶的基本步骤；

✓ 对很多孩子来说十分有效的特殊方法；

✓ 在如厕训练过程中孩子和家长常见的问题与解决办法；

✓ 训练年龄较大的孩子和那些有特殊需要的孩子的一些注意事项；

✓ 如厕训练后可能出现的一些排便问题，以及如何应对孩子从幼儿园到入学都会存在的尿床问题。

但是，同其他教养方式一样，如厕训练也有它的普遍原则，无论你选择哪种方法，这些原则都能让你和家人的经验更加丰富。这些原则包括——

1. 保持积极的心态

相比在犯错时被惩罚，在进步时获得夸奖让孩子学得更快。即便学得很慢，一次只能进步一小点，也要尽你所能去帮孩子取得成功。当他有了进步，要给他一个拥抱、一些赞美，甚至是小小的物质奖励。如果孩子失败了，告诉他你相信下次他可以做得更好，并且请他帮忙一起清理干净。

父母的积极情绪会帮助孩子更好地完成如厕训练

当感受到父母的自信和积极的态度时，孩子学习一项新技能会更容易。因此，当你开始思考如何对孩子进行如厕训练时，请记住这一点。考虑一下你对排泄物的感受，还有对换纸尿裤、突发事件以及其他和卫生间有关的事的感受。

1. 如果你觉得讨论排泄物或演示如何上厕所让自己很尴尬，那么孩子也能感受到你的不自在。这样的印象，可能会使他笃信，使用马桶是一件让人不愉快的事，或者他的私处是"不好的"、令人羞耻的。在开始训练之前，你可以和你的爱人、有小孩的朋友、儿科医生，甚至是专业治疗师谈谈这些感受。

2. 同样的道理也适用于你任何负面的情绪变化，比如在给孩子换纸尿裤时、清理一地狼藉时，或面对他在掌握新技能之前的屡次失败时。如果你感觉自己在面对糟糕的状况和周而复始的失败时很难控制自己的情绪，那么就要提前考虑一下你如何处理这些情况。在你变得手足无措之前，不如先试试默数到十、对自己开个玩笑，或者仅仅是离开房间一会儿，这不仅能照顾孩子的感受，还能教会他以积极的方式面对沮丧和失望。

3. 努力做到不去评判孩子的错误，毕竟，每个人在学习一项新的技能时都会犯错。这会让你在未来的日子里更好地支持他。

2. 尽量保持一致

根据孩子的能力建立合理的预期，然后清晰、频繁地表达出来，鼓励孩子至少每次都试着向这个方向去努力。最好让卫生间的日常情况保持一致，比如最好将小马桶每天放在同一个地方，擦拭、洗手等，每次都应该按相同的方式操作。当孩子进行如厕训练时，每次进步时都要表扬，对每次错误采取可预见且不带惩罚性的（例如帮忙一起清理干净）措施。另外，确保你的训练方法与其他照顾者是一致的。

3. 持续观察孩子的变化

幼儿的需求、行为和能力会时常变化，在某种程度上是不可预测的。两周前还奏效的如厕训练方法今天可能就没有效果了，而你的孩子过去已掌握的技能，可能会在面临新的挑战时暂时消失。在整个如厕训练过程中和训练结束之后，持续监测孩子在卫生间中的各种行为，这样你就能快速发现和解决出现的所有新问题。

4. 享受其中

如厕训练虽然是项必要而琐碎的工作，但有时我们也能够乐在其中。不要为孩子的犹豫、恐惧和抗拒太过焦虑。几乎所有的孩子迟早都能学会如何使用马桶，所以你的孩子自然也可以。因此尽力而为即可，偶尔把目光从长远的目标中移开，去享受训练过程中那些有趣的时刻吧。

请不用担心为孩子制订一个专属计划会比遵循一个通用的计划困难。实际上去了解你的孩子是说得多做得少，还是一个实干派；是对父母言听计从，还是凡事喜欢自己做主，是并不需要花费很大力气的。弄清楚这些，你和你的孩子会更了解彼此。更重要的是，你的孩子将学会一种新技能，并且增加自信、安全感和自尊。这是一个多么美妙的过程啊（图1-2）！

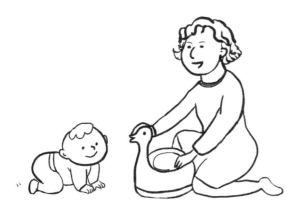

图1-2 虽然进行如厕训练时，父母可以采用许多不同的策略，但在任何方法中，家长都应该尽可能多地参与和鼓励

常见问题
与解答／

问：训练孩子自主如厕大概要花多长时间？

答：答案部分取决于你如何定义流程的"开始"（第一次向孩子介绍马桶是什么时候？孩子第一次坐在马桶上是什么时候？孩子第一次成功使用马桶是什么时候？）和"结束"（孩子什么时候开始把马桶和排泄联系起来？什么时候不再穿纸尿裤了？什么时候夜里不尿床了？）。当孩子在生理上和认知上准备好进行如厕训练时（详见第 2 章），从坐在马桶上到有一定规律地使用它这个基本训练过程，通常需要 6 个星期。然而，你的孩子在这段时间以后可能会制造许多事故，甚至是出现倒退，而且可能在随后几年内，都无法在夜里彻底不尿床。

问：我的孩子 1 岁，对马桶很感兴趣，看上去也已经准备好了开始如厕训练。请问这么早开始训练会对孩子有消极的心理影响吗？

答：只要你控制自己，保持合理的期待，不做消极的判断，那么在孩子对马桶产生兴趣并想知道它该如何使用时，你的回应对他肯定没有什么害处。你的孩子已经 1 岁了，很可能在认知上已经做好了准备，同时生理上的准备也会很快跟上了。

对他的好奇心做出回应，并在这一过程中向他展示接下来要做什么，这可以表明你对他兴趣的重视，也赞赏了他对于学习的热情。然而，要注意的是，随着孩子其他技能的发展，他会被消耗掉更多精力和注意力，这时对于马桶的兴趣可能会开始消退。这是很自然的，当他准备好了的时候，他还会接着进行如厕训练。

问：当人们得知我4岁的孩子还穿着纸尿裤时，他们往往表现出惊讶和不赞成。因为孩子没有表现出任何兴趣，我也不想强迫他违背自己的意愿，所以我还没开始让他接受训练。如厕训练是否存在最后期限呢？

答：在美国，进行如厕训练的平均年龄在2~3岁之间。这就是为什么早早接受如厕训练的孩子被认为是"先进"（尽管如厕训练的年龄和孩子的智力没有关系），而那些到了4岁还未接受训练的孩子则可能被人瞧不起。虽然不应该出于和同伴保持一致的目的而强迫孩子做一些事，但你的孩子的确可能会感受到别人异样的目光，这会对他的自尊造成负面的影响。一旦你发现孩子的自我感觉不太好，你可能需要在他表示出兴趣之前就开始如厕训练。很有可能他已经准备好了，只是在等待你的鼓励。

第2章

怎样判断孩子准备好了

通常1岁到1岁半的孩子能将胀胀的感觉与排便或排尿联系起来。1岁半左右，消化系统和膀胱已经成熟到让孩子坚持走到厕所再排出大小便。2岁之后能把排泄的需要与使用马桶联系起来。

琳迪，两岁半，最近已经开始表现出许多准备好进行如厕训练的迹象。当她意识到自己要弄湿纸尿裤的时候，她会做出奇怪的表情，或有时候会蹲下来。当她准备排便时，她会跑到沙发后面躲起来。甚至一得到机会，琳迪会想办法脱掉纸尿裤，光着屁股在房间里乱跑。

琳迪的父母觉得这似乎是开始如厕训练的最佳时机。然而，当他们提醒琳迪卫生间有马桶，并建议她在上面坐上一会儿时，她只是笑着跑开了。琳迪宁愿冒着制造"事故"的风险，还有为父母平添烦恼的可能，也不愿在卫生间里多坐一会儿马桶。

确定如厕训练的最佳开始时间并非易事。

不同的孩子会在不同年龄段做好训练准备，你的孩子可能某个能力已发展充分，而其他能力还未发展好。一个一岁的孩子可以快乐地坐在她的马桶上看着图画书，但仍然可能无法理解马桶的真正作用；而一个两岁的孩子知道什么是马桶，却可能因为幼儿好动的天性而抗拒继续坐在马桶上。

一般来说，**大多数孩子在 18 月龄左右时就会在生理上做好准备，也就是说他们的消化系统和膀胱已经成熟到可以延迟排便或排尿的时间**，使他们能够坚持到了厕所再排出。**但是，孩子在两岁之前，通常还不具备上厕所的认知能力。**这种能力包括：①能把排泄的需要和使用马桶联系起来；②记住要在什么时候使用它；③在使用过程中始终集中注意力。而只有在这几项都能做到的情况下，孩子才能完成整个如厕的过程。

另外，如厕的成功还需要下述技能：一是，能走进洗手间、整理衣服、安静地坐在马桶上。二是，情感要足够成熟、已经独立并可以控制情绪冲动、让自己感到放松，这样才能避免便秘。三是，在社会性方面，能意识到他人在使用厕所，并且有模仿他人行为的欲望，对幼儿和学龄前儿童来说这是一种强大的激励力量。四是，孩子的语言能力，例如他是否能理解你对卫生间使用方式的解释，并说出他的困惑或不安。

正如你所看到的，儿童身体和心理的一系列发展有助于如厕训练的顺利进行。没有必要等到你确定所有能力都发展充分再开始如厕训练，因为每一步努力都增加了训练成功的机会。

下面的内容将帮助你分辨孩子的哪些行为提示他已经准备就绪。

孩子做好接受如厕训练的早期迹象

✓ 每天纸尿裤保持干燥至少两小时以上，或者在小睡后纸尿裤是干燥的。

✓ 大便变得规律，便秘的问题都已经得到解决和控制。

✓ 能用表情、姿势或语言表示要小便或大便。

✓ 能够执行简单的指令。

✓ 可以自己进出卫生间，自己脱衣服。

✓ 纸尿裤被尿湿后表现得很不舒服，想要换纸尿裤。

✓ 要求使用马桶或厕所。

✓ 要求穿大孩子的内裤。

下面的指导和建议可以帮助你完成如厕训练。

不同年龄的孩子，对于如厕训练的准备情况是不同的。但是大多数孩子在 18 月龄左右都可以从生理上准备好开始如厕训练。

当和孩子讨论如厕相关问题时，要用简单的词语来描述孩子的身体器官及其工作方式。

当孩子坐在马桶上等待排便时，可以给他准备些图画书、玩具、蜡笔和纸等来打发时间。

当孩子在如厕训练过程中表现得很好时，记得口头表扬他。

记住，在生活发生重大变化时，孩子想要控制身体功能的愿望可能会增加。

接下来，我们将更详细地讨论这些内容。

生理和运动技能准备：快憋不住了

一般父母们都在给婴儿喂奶后立即换纸尿裤。你一定发现了有时纸尿裤湿得特别快，似乎奶从婴儿的嘴里喝下去后，直接就流到了纸尿裤上。这种不受控制的排泄过程是因为婴儿的消化系统和泌尿系统还没有完全成熟。

　　婴儿的膀胱被尿液填满后通过尿道排出，粪便填满大肠并通过直肠排出，但婴儿还无法控制膀胱括约肌和肛门括约肌。当小宝宝在进食时，胃里充满了奶水，并将更多的液体传递到膀胱，括约肌的肌肉会自动放松，引起排尿或排便。只要这个过程是不由自主的，在大多数情况下是在孩子满 18 月龄之前，那么孩子就无法刻意延迟排泄时间。如果在合适的时间里让孩子坐在马桶上，她自然会在里面排泄，但孩子无法刻意地等待使用马桶，因此还不能系统地进行如厕训练。

**给父母
的建议**

　　耐心是最好的方法。当你的孩子准备好了，他们会做出决定并让你知道。基本上奖励带来的回报都是有限的，而惩罚是不会起作用的。当孩子准备好接受马桶时，他们会表现出兴趣，这就是你该开始进行如厕训练的时候。在他们准备好之前就急于尝试，只会给孩子造成压力，让他受到挫折，从而延长整个训练的时间。

识别排泄信号——让孩子意识到需要去卫生间了

　　在孩子 1 岁生日前后，会开始对直肠或膀胱的充盈有意识，感受到需要排泄的信号。在很多情况下，孩子会把这种意识通过行为表现出来：当她想大便时，可能会蹲下或直哼哼，当她想小便时则会用力拉纸尿裤。即使她仍然不能控制身体延迟排泄的时间，但家长应抓住机会，帮孩子加强这种对内在感觉的意识与排便或排尿行为之间的联系（图 2-1）。

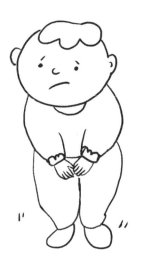

图 2-1　孩子将会在他的第一个生日前后开始意识到膀胱充盈的感觉，并通过蹲下、咕哝、拉扯小内裤或纸尿裤、蹦跳或呜咽等行为来表达他的意识

　　当你发现她要排便的时候，你的评论应该是中性的："哦，我想是便便（或者哗哗）来了。你觉得是吗？"一旦她把纸尿裤弄脏或弄湿，立刻为孩子换掉，以帮她强化大便和尿液应该从身体排出并清理走的概念。记住，这是一个自然的过程，没有必要对它进行负面评论（"脏"或"乱"等字眼只会让孩子感觉很糟），但是你可以说些积极的事情，比如清理干净和保持干爽，会让味道变得好闻，感觉很舒服。你的

目标是强化孩子的排便意识，这样她就能在开始如厕训练时，很好地理解去卫生间这一行为，知道什么时候需要去卫生间。鼓励她将如厕视为一项值得拥有的技能。

控制括约肌——具备延迟排泄能力

通常在 18 月龄或更晚时，孩子开始能够控制括约肌。此时，她可以在短时间内延迟排泄。这种控制能力，会在几个月甚至几年的时间内逐渐增强，是一个循序渐进的过程。通常从夜间控制排便开始，到白天控制排便和排尿，最后达到夜间也能控制排尿。但是由于对随意肌的控制还未发展成熟，即使是年龄较大的孩子也会偶尔出现尿床和其他问题。但是，当孩子有了在白天延迟排便的能力，尽管延迟的时间还很短暂，只要她表现出对训练的兴趣，并且不抵触训练，那么你就可以开始为她介绍与"马桶"有关的概念了。

首先，在孩子身上寻找她已经准备好的迹象，这可能包括躲在沙发后面，或者在她觉得要排泄时把自己关在房间里，又或者她会刻意等到穿上（或脱掉）纸尿裤时再排便或排尿。

如果你的孩子已经有类似的行为，那么现在可能是为她购买马桶的好时机，向孩子简单地描述一下它的用处，并把它放在洗手间里，以备使用。因为生理上的准备只是如厕训练的第一阶段，很有可能孩子不会想用马桶来排泄（尽管她可能会喜欢用它当椅子）。不过，现在马桶就在眼前，当你看到孩子蹲着、小声咕哝，或是抓着内裤时，就赶快趁机把她放到马桶上。如果孩子碰巧能够坚持到坐到马桶上之后再排泄，你就开始了帮她建立起排便与马桶之间的联系。

虽然孩子对马桶的这些初步认识并不足以支持她完成所有如厕训练，但是在这方面的每一个积极的体验，都为孩子日后快速掌握如厕技巧奠定基础。

开始蹲下

我家保姆是第一个注意到我儿子已经准备好进行如厕训练的人，她甚至在我们之前就给孩子买好了儿童马桶。她发现艾伦在解大便前的半分钟内，会停下手上一切事情并蹲下来。这时她会迅速把他带进卫生间，好让他使用马桶。他似乎很接受这样做，我认为这真的帮助了艾伦把身体的感觉和卫生间联系了起来。接下来的6个月里我们没有对他进行如厕训练。而当我们开始训练时，艾伦的进步之快超出了我们的预料，他似乎自己弄明白了很多事情。

桑迪，艾伦的妈妈

大运动与精细运动的发展帮助孩子及时走到马桶旁并脱下裤子

除了孩子的生理发育水平，他的运动技能也必须达到一定的程度，才能很容易地学习上厕所。大约在12月龄，孩子学会了走路，可以保证孩子在有需要时，能及时赶到马桶旁。在学习走路的最初几个月里，孩子对练习这项新技能的投入，可能会使他没有太多的精力去尝试使用马桶。然而，随着他越来越适应用两条腿走路（在18~24月龄），他可能会对获得一些"大人的"技能感兴趣。在整个过程中，大人的赞美会对顺利推进训练很有帮助（比如"我很喜欢你坐在马桶上的样子"）。

通常从18月龄开始，孩子的大运动和精细运动逐渐完善，这将会让孩子能更顺利地穿脱衣服，并有能力参与一些活动。这些活动能让他在马桶上坐上足够长的时间，直到成功地完成排泄。你可以教他穿衣服和脱衣服，并确保他的衣服很容易被脱掉，还可以为他提供图画书、玩具、蜡笔和纸，让他能够在等待排便的过程中玩耍。掌握这些新技能会极大地提升孩子的自尊心和自信心，这些都能在他面对如厕训练的挑战时派上用场（图2-2）。

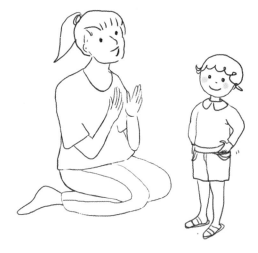

图2-2 教会一个18~36月龄的孩子穿脱衣服，或者确保她所穿的衣服很容易被脱掉，对促进如厕训练会很有帮助

认知和语言准备：这是干什么的

你可能还会记得学会骑自行车是多么困难：首先你必须学会控制方向和踏动踏板这两种技能。接下来，你必须把这两种技能结合在一起，努力保持平衡，并学习如何让车平稳前行。

同样，在如厕训练过程中，你的孩子必须学会协调身体和认知这一对复杂的组合。她必须熟悉必要的"设备"（她的身体和相应的功能）→将身体感觉与正确的反应联系起来，想到她需要做什么（使用马桶）→制订去卫生间的计划并使用马桶→在马桶上待足够长的时间来完成排泄。而这个过程需要她集中注意力，并调动自己的记忆力。在整个学习过程中，她需要能理解你的解释、命令并有所反应。

给父母
的建议

如果如厕训练让生活变得一团糟，那么尽快调整你的策略，以保证它能适应整个家庭生活。"一致性"是如厕训练中最重要的一部分，因此当生活节奏已经不协调时，别再勉强自己，找到另一种方式来给孩子以支持。

建立排泄的欲望

完成如厕训练的第一步是身体感觉——能将胀胀的感觉与排便或排尿联系起来，通常在 12~18 月龄。你可以采取的第一步行动，就是通过提醒孩子"便便或哗哗要来了"来强化孩子的意识，让她开始考虑使用马桶。

随着时间的推移，孩子可能会表现出对脏纸尿裤的不适感；她也可能试图移开她的纸尿裤，或者拒绝穿纸尿裤，这些都表明她对自己身体状况的意识正在发展。她可能开始享受（甚至坚持）不穿衣服的感觉；到了两岁左右时，她会开始对自己的身体非常感兴趣，特别是排泄用的私处。这时男孩通常开始谈论阴茎，或者评论爸爸的阴茎，而女孩们则开始探索和询问有关阴道及其用途的问题。从孩子对身体表现出的兴趣，可以看出她开始对于家长所讲的身体运作方式感兴趣，还有对于"设备"命名的渴望。

用简单的词语来描述身体和器官的运作方式，可以帮助孩子更充分地思考排泄的过程，并为她日后的实践奠定基础。让孩子坐在马桶上，直到她碰巧有了大便，然后听到家长说这么做自己有多高兴，这些可以帮助孩子将排泄的需要和马桶联系起来，其效果胜过任何长篇大论的解释。

将排泄的欲望与排泄行为联系起来

将排泄的欲望和排泄的行为联系起来，是如厕训练准备过程中十分重要的第一步。

在孩子需要上厕所时，能够想起马桶，计划好走到卫生间然后尿到马桶里，以及记住自己的这一计划并付诸实施，这些都需要一系列能力的发展，包括对动作的想象力（象征性思维）、计划力（问题解决能力）和记忆力。这些能力在孩子 1 岁左右开始渐渐显现，但在 2 岁甚至更晚的时候才会变得更好。

例如，孩子能想起不在眼前的物体的时间是 12 月龄左右，每次当你离开房间的时候，她开始号啕大哭。她首次意识到，即便你不在眼前，你仍然是存在的，而这正是这种理解让她产生了挫败感，继而开始哭泣。

在接下来的几个月里，孩子的大脑进一步发育，它将指挥着孩子爬到或蹒跚地走到隔壁房间去找你，同样也会指挥着她走到卫生间去找自己的马桶。到 2 岁时，她可能会在每次需要上卫生间时，就很有规律地想起自己的小马桶。孩子甚至可能知道当她需要上厕所时，该怎么找到马桶。然而，她在做出去卫生间的决定时可能还需要你的帮助，因为从孩子感到有排泄的冲动，到完成排泄任务之间的这段时间或空间距离里，一些其他的想法或事件很可能会分散她的注意力。

从孩子的角度看发生了什么

玛丽亚坐在她的马桶上，翻阅着膝盖上一本超大的图画书。她已经把所有衣服都脱掉了，她的母亲也不得不接受这种暂时的行为，她决定对此做法睁一只眼闭一只眼。当玛丽亚用一只手指着书中的图画时，她的另一只手伸到书下面，去探索身上原本被纸尿裤遮住的部位。突然她有了那种有趣的感觉——尿，她想。然后她的手湿了。

"妈妈！"玛丽亚喊道，并且站了起来，书从她的膝上滑落。玛利亚的母亲走了过来，当她看到发生了什么事情时，她说："玛丽亚，你尿在马桶里啦！做得好！我们来洗洗手，然后一起读你最喜欢的书。"

玛丽亚皱了皱眉，马桶里有尿，她不明白到底发生了什么。但她意识到，在厕所里小便和坐在马桶上是有关系的，并且这让妈妈很开心。当妈妈帮她洗手时，她把这段经历记在了心里，然后继续寻找她最喜欢的书。

到了 2 岁半或 3 岁时，孩子对于解决问题的兴趣会逐渐增加，这将会促使她独自完成一系列行动。解决问题时，孩子需要提出解决方案，并拟订计划用正确的方法来实现，而见证这些技能的发展，可以说是你注意到孩子准备好开始接受如厕训练的最愉快的方式了。

随着孩子从 2 岁长到 3 岁，你将能够观察到她如何整天地、不厌其烦地解决问题，从思考怎样从别的小朋友处拿回她的玩具铲和沙盒，到想办法让你在晚饭后多让她吃一些她最爱的甜点。看到孩子在思考自己如何获得想要的东西时那张忧郁的脸，表明她认知能力已经足够成熟，比如能想出不带纸尿裤还让自己保持干爽的办法——"我现在得去卫生间坐在马桶上"。

将几次的成功变为习惯

多方面的认知发展极大地提升了孩子在 2 岁半或 3 岁左右成功使用马桶的能力。她的记忆力将会有很大的进步，这使她不仅能记住卫生间的位置，还能回忆起之前的如厕训练经历并从中受益。她的想象力更加丰富，这让她能够通过与毛绒玩具、玩偶或木偶的游戏了解到马桶的用途。丰富的想象力可能也会在如厕训练中引发新的问题，导致孩子焦虑，比如她可能会害怕抽水马桶或者担心被冲走。到 3 岁左右时，孩子就能很好地集中注意力，在去卫生间的途中不被其他事物分心，而且她更有可能准确地说出自己的问题与困惑。

和生理上的准备一样，孩子这些基本的认知能力和语言水平的发展，对如厕训练是否能够成功具有非常重要的作用。这也就是为什么大多数父母都发现，**等到孩子 2~3 岁时再开始如厕训练往往更容易。**

提前打好基础，然后顺其自然，等孩子发育到一定阶段再正式开始训练，不失为一个明智的决定。

谈论它！

几个月来，在我们开始积极对乔尼进行如厕训练之前，我们用了各种方式和他聊有关使用马桶的事情。直到儿子大约 24 个月大时，他才开始理解并点头回应。尽管如此，我们相信关于马桶的交谈给了他一个思考的机会，让他去思考排泄这件事，并知道在排泄时要使用马桶，这极大地推进了如厕训练的进程。

布鲁斯，乔尼的爸爸

如厕训练中的心理成长：我能行

对于许多家长来说，最难确认的是孩子是否在情感上准备好了接受如厕训练，尤其是在孩子正处于情感的"黄金期"，或者在孩子正"讨人嫌"的阶段进行如厕训练。影响如厕训练的情感因素包括以下几方面：

- ✓ 渴望独立和自我掌控；
- ✓ 对控制周围环境的需要；
- ✓ 试探父母的底线；
- ✓ 渴望得到父母的认可；
- ✓ 对于卫生间的恐惧；
- ✓ 想要模仿其他孩子的行为。

要确定孩子的情绪状态以及是否对如厕训练有帮助，最佳方法就是观察孩子的日常行为，以及他对于你建议使用马桶的反应。如果孩子明显喜欢坐在马桶上或者喜欢谈论马桶，那么他对自我掌控的冲动可能有助于他进行训练。如果当你提到使用马桶时，他表示拒绝甚至会哭泣，那么说明他可能正在经历内心的冲突，而你需要等待一个更合适的时机再开始如厕训练。

渴望掌控自己的身体

想要掌控自己的身体和周围环境，是幼儿和学龄前儿童都具有的强烈愿望。一声开心的"我做到了"会让你体会到你两岁大的孩子渴望独立的冲动。一方面，当你的孩子千方百计地想表现得像个大孩子的时候，这种雄心壮志会促使如厕训练获得巨大的进步。然而另一方面，这个掌控自己的身体和环境的过程有时候可能并不尽如人意。

你的孩子可能会一直选择逃避，每当他感到排便的冲动时都要藏起来，以防你把他抱起来放在马桶上。他甚至可以离开马桶，在起居室的地板上制造一场"意外事故"。对于两岁的孩子来说，可能你每次问他是否需要去卫生间时，他可能都会大声说"不"，又或者会迟迟不肯去上厕所直到搞得一地狼藉。你对此越是关注，他就越会重复这样做，而这一切都是在试探你的底线。最好的回应方式是清理干净、不作评论、淡化事件，然后等待孩子进入一个更成熟、独立的阶段。到那时再激励他，让他表现得像一个"大男孩"。

为了让如厕训练顺利进行，你可以让孩子观察哥哥姐姐或父母如何使用马桶（图 2-3），既让孩子在家里观摩学习，也可以让他在幼儿园里观察其他孩子的做法。

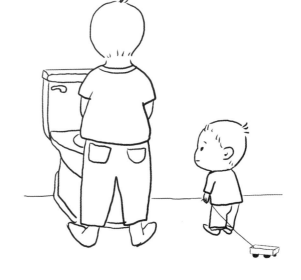

图 2-3 观察哥哥姐姐如何使用马桶也是孩子准备好进行如厕训练的表现

如厕训练的情感因素

孩子想掌控自己的身体和周围环境的欲望，可能会在他的生活发生重大变化时有所增强。如果一个孩子对最近发生的生活变化感到迷惑，比如搬进新房子、父母离婚，或者家里刚刚有了小宝宝，他会试图通过更严格地控制生活中那些触手可及的事物来使内心达到平衡。内在的压力，例如迅速发展的想象力引起的恐惧，也会让孩子出现抵抗行为，使如厕训练变得困难。年龄较大的幼儿和学龄前儿童，能够更长时间地延迟膀胱或肠道的生理活动，可以有意识地控制排便，他们可能由于自身的压力、来自父母的压力或曾经的不愉快的排便经验而导致便秘。

不适合开始如厕训练的情况

- ✓ 孩子便秘；
- ✓ 小宝宝不久就要出生了，或者家里刚添了新成员；
- ✓ 最近搬了新家；
- ✓ 孩子刚进幼儿园，或者最近刚开始上学前班；
- ✓ 你和伴侣最近正分居或有严重的婚姻问题；
- ✓ 孩子频繁做噩梦或有其他焦虑表现；
- ✓ 孩子的睡眠时间不规律；
- ✓ 孩子处于抵抗或"消极"的阶段。

所以，当你遇到这些阻力时，最好还是将如厕训练推后一段时间。在你的帮助下，孩子很快就会走出这个情感阶段，当他准备好之后，你就可以进行如厕训练了。

希望被认可

父母在进行如厕训练时可以利用的两种最了不起的工具，就是孩子对于认可的渴望和模仿他人行为的冲动。很可能在 1 岁生日之前，孩子就有了获得你认可的体验。他会在认知发展的刺激下，开始探索因果关系，比如"我咬了妈妈的鼻子，会发生什么"，他很快就会开始组建一个"数据库"，里面储存了哪些行为能从你那里获得积极的回应，而哪些不能。父母在孩子的成长过程中给予的微笑和赞美越多，就越有可能将这些转化为激励孩子的力量，让他继续努力取悦你。

在孩子的幼儿期和学龄前期，表扬他在卫生间里的任何一个小进步都是在为更快、更积极的训练做铺垫。如果孩子在 3 岁半时没有成功地接受如厕训练，取悦别人的愿望会使适应过程变得非常简单，因为在这个年龄，他已经可以解决大部分与独立有关的问题。

在后面的章节中，我们将讨论如何通过正面的激励方式，如"看你做得多棒"、贴纸奖励等，来满足这个愿望。

相信自己！如厕训练是个过程而非压力。试着去享受这个过程中每一次小小的激动与喜悦。这将是个适合在孩子高中毕业时讲给他的有趣故事！

模仿的力量

观察和渴望像他人一样的社会意识在孩子的幼儿期和学龄前期不断发展，为孩子彻底完成如厕训练增添了另一个动力。在大约 18 月龄，孩子可能会被其他同龄小朋友的行为所吸引，而模仿这些孩子的欲望会促使他更早地使用马桶。这就是为什么有哥哥姐姐的孩子往往比独生子女更早地完成了如厕训练。

到 2 岁半或 3 岁时，孩子会对性别产生兴趣，并专注于模仿同性父母的行为。这时，是父母邀请与自己性别相同的孩子观察自己如何使用卫生间的好时机。如果你家里的另一半缺席无法给孩子做示范，那么试着让亲戚或朋友扮演这个角色。通过这样的方式，不仅让孩子满足了好奇心，而且可能会让他决定用尝试使用马桶来让自己"更像"那个他所钦佩的成年人。

在学龄前这个阶段里，孩子对社会身份和同伴行为的迷恋将会给他很大的动力去穿大孩子的内裤，并像其他同龄的孩子一样去上厕所。如果此时他还没有接受过如厕训练，那么同伴的压力就会促使他自己去练习。在很多情况下，对于这个年纪的孩子要做的，就是看似随意地（从不加批判地）为他指出，他班上的其他孩子似乎都不用纸尿裤了。一旦孩子意识到这一点，他很可能会选择使用卫生间。

大男孩的内裤

"我儿子 3 岁时，我们给了他一堆'大男孩的内裤'，他可以每天都穿。一天早上，我让他去拿他的'大男孩内裤'，他回来时穿着我丈夫的内裤，因为内裤对他来说太大了，所以他不得不时刻都用手提着。我说'那是爸爸的’，他说‘不，这是大内衣，我现在是一个大男孩了！’”

克里斯汀，兰登的母亲

我认为她准备好了，接下来做什么

一个孩子开始用马桶代替纸尿裤需要经历一些阶段性的发育标志，在描述这些发育里程碑时，我们估计了每个成长阶段的大致年龄。然而，你一定要记住，每个孩子出现这些发展变化的时间是不同的，并且每个孩子在成长的特定时刻都可能专注于不同的发展领域。

当你开始考虑是否对孩子进行日常如厕训练时，请最好根据表 2-1 所提供的信息来观察他，不要把注意力放在孩子的实际年龄上，而是关注他的行为、兴趣和对你给出的建议做何反应。记住，即使你的孩子已经准备好了，使用消极词语可能会中断或者推迟如厕训练的过程。如果你遇到了障碍，不要担心，晚些时候重新开始训练也没有问题。

表 2-1　和如厕训练有关的儿童行为发展时间表

年龄	生理和运动技能	认知和语言的发展	情感和社会意识
0~12 月龄		开始建立因果联系	开始享受赞美和认可
12~18 月龄	开始有去卫生间的意识 可能开始走路	开始将充盈感与排泄进行联系 开始借助语言进行交流	渴望模仿其他孩子的行为 喜欢“自己动手”
18~24 月龄	初步具有控制括约肌的能力 能更好地坐着不动	明确目标（使用马桶），并足够久地记住它来完成如厕训练 理解语言的能力增强了	对自控力的渴望增强 取悦父母和赢得表扬的愿望增强

续表

年龄	生理和运动技能	认知和语言的发展	情感和社会意识
24~36 月龄	能够穿脱简单的衣服	记忆力的提高使孩子能够保持如厕规律 想象力的提升让孩子能够通过游戏（玩偶、角色扮演）进行学习	从能力的提高中体会到巨大的快乐 产生性别意识，开始模仿同性别父母的如厕行为
3 岁以上	消化系统的逐渐成熟最终使得孩子在5~6 岁时不再制造事故和尿床	停下手中的事情去上厕所的能力有所提高，并且在到达卫生间之前能成功抵制干扰	来自同伴的压力会鼓励孩子使用卫生间；喜欢获得奖励贴纸，以及完成任务得到奖励

幸运的是，对孩子成功进行如厕训练的时间并非只有一个时间点。随着新的能力的发展、理解能力的提升，情感上的准备也会随之就绪，让孩子理解和使用马桶变得越来越容易。与此同时，你最好的机会就是留意孩子表现出的可以开始接受训练的迹象并及时给予适当的反馈。

常见问题
与解答／

问：男孩通常接受如厕训练的时间比女孩晚，这是真的吗？

答：虽然性别本身与孩子接受如厕训练的时间早晚无关，但男孩子在学步期和学龄前期好动的天性可能会使训练的时间被推迟。两项大型的人口研究表明，相比女孩，男孩的如厕训练时间会被推迟大约 6 个月（然而，大数据研究并不总是代表个体）。还有其他因素，如渴望自我掌控或取悦父母的强烈意愿，可能会让孩子克服这些生理方面的问题。性别差异所导致的时间差异，远不如个人因素重要，相比之下，个人因素对如厕训练有更大的影响。

问：我两岁的孩子还使用纸尿裤。她对马桶表现出了一些兴趣（也就是说，她想谈论关于马桶是干什么用的和怎样用的），但她并没有真正的兴趣使用它。如果我们要求，她就会坐在马桶上。我们对她说，她应该告诉我们她什么时候需要上厕所，但她却从没有照做过。

答：听起来好像她正在处理有关如厕训练的信息。耐心点，在她付诸行动之前给她些时间来处理这些想法。她会开始把如厕的行为和周围环境联系起来，在不久的将来，她可能会很快地开始训练。

问：首先训练孩子小便还是大便？

答：这取决于你的孩子。对大多数孩子来说，尿到马桶里比拉到马桶里更容易，所以一些孩子在小便时会取得第一次如厕训练的成功。但是由于延迟排尿相对更困难，也有一些孩子可能需要花更长的时间训练在马桶里小便。由于这个原因，大多数孩子都是先完成了排大便训练，尽管他们已经不定时地在马桶里小便过较长的一段时间了。一般来说，当孩子感到有必要进行任何形式的排泄时，最好鼓励他去上厕所，但不要期望他都能成功。

问：我两岁的孩子似乎想要用马桶，但是在他完全排完大便之前，他通常会从马桶上跳起来跑掉，在卫生间的地板上留下一片狼藉。我们能做些什么呢，或者我们应该推迟训练的时间，直到他再大一点？

答：几乎所有两岁的孩子都很活跃，而你的孩子可能个性尤其活泼。延迟如厕训练，等孩子能够每次坚持坐着3~5分钟再开始是没有害处的。然而，既然你已经开始了训练，而且孩子似乎也感兴趣，你应该把重点放在让他坚持坐在马桶上。下次他去上厕所时，试着陪在他身边，和他一起聊天、给他讲个故事、玩个简单的游戏，或者以其他他感兴趣的方式和他互动，以帮助他继续待在马桶上。正如我们前面所提到的，表扬有助于巩固他的恰当的行为。每一次孩子成功地在马桶上待上足够长的时间，这样的练习都将对他形成强化，未来他将发现他可以轻松地待在原地直到把事情做完。不过，没有必要对孩子施加太大压力。对孩子来说，坐在一个地方 5 分钟已经足矣，如果他跳起来跑掉并在地板上留下一地狼藉，家长此时不要过分关注。最好能像孩子希望的那样让他离开马桶，把烂摊子留下，而不是强迫他违背自己的意愿坐在马桶上。如果在这个过程中的任何一个环节都不强迫孩子，他将来则更有可能使用马桶。

Chapter 3

第3章
鼓励孩子的进步

允许孩子按自己的节奏发展，在他失败时不作批评或判断，并在他成功时给予表扬，从而让他知道，他可以为自己设定一个目标并实现它。

"妈妈，我做到了！"乔伊出现在卫生间门口，骄傲地向妈妈微笑。苏珊娜将目光从吸尘器上移开，抬起头，几乎不敢抱任何奢望。

"你用的是马桶，乔伊？"她问，并且关掉了吸尘器，匆匆奔向卫生间，"让妈妈看看！"

苏珊娜从儿子身边经过，看了看卫生间。眼前的一幕和她所期待的不太一样——厕纸搭在水池和马桶上，乔伊坐在马桶上看的书散落在地板上。苏珊娜注意到，乔伊尿尿了，但是尿在了马桶旁边的地板上而不是在马桶里。

苏珊娜深吸了一口气，这是两天内发生的第三起类似的事故，如果说有什么事情是她不愿意做的，那就是在发生这些混乱之后把现场清理干净。然而，她知道，给予积极的反馈是唯一有效的做法，她在开口和儿子说话之前调整了她的表达方式。

"做得好，乔伊！"她的语气中充满了鼓励，"你想在马桶里尿尿，你几乎做到了，只不过你刚才站起来太早了。"她抱了抱儿子，"现在，帮我清理干净，好吗？让妈妈教你该怎么做……"

不管孩子是 18 个月还是 3 岁，刚开始用马桶取代更方便的纸尿裤时都会觉得很奇怪，除了父母的表扬，也许还有小小的奖励之外，这个"变成大孩子"的仪式并没有让孩子体会到什么明显的好处。然而，小宝宝们仅仅因为想要取悦父母，就能那么努力地遵从父母的要求。所以，当他们的努力可能有些荒谬、会让你失望，甚至让你感到困扰时，请在给予回应时，尽量照顾孩子目前的发展阶段。孩子正试图处理"自理"这个全新的概念，他对身体功能的调整中很自然地产生出焦虑，加之他努力去做这一系列复杂的动作，必然会不时导致错误。所以最好尽你所能地为他的努力喝彩，并在他掌握这一困难的新技能的过程中保持幽默感。

让孩子明白马桶的作用

在第 2 章中，我们讨论了在孩子的心中建立联想的重要性，即在排泄之前的身体感觉与排尿或排便的行为之间建立联系。当你观察到孩子在建立这一联系时，比如宣布她需要便便，在纸尿裤湿了的时候把它拿掉，或者在她要大便时藏起来，你可以强化这种意识。可以培养这样一个习惯，当家里没有外人在场时，当与孩子同性别的父母或其他成人自己要去洗手间时，可以邀请孩子陪他或她一同前去。也可以鼓励其他家庭成员演示该如何使用卫生间，尤其是年长的哥哥姐姐，他们是学步期的幼儿和学龄前儿童喜欢模仿的人。如果你家有双胞胎，请同时邀请两个孩子来观察你或你爱人是如何使用卫生间的，但如果一个孩子表现出兴趣，而另一个却漠不关心，不要感到惊讶。最终，另一个孩子也会开始感兴趣，到那时，她可能会以她的双胞胎姐妹作为训练的榜样，帮助自己快速取得成功（图 3-1）。此外，一些关于如厕训练的儿童读物详细讲述了使用马桶的方方面面，既有趣又有教育意义。

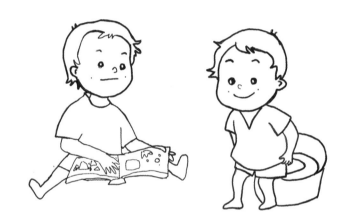

图 3-1 不要担心双胞胎中的一个孩子比另一个对如厕训练更有兴趣。最后，在观察了他的兄弟姐妹如厕之后，他的学习兴趣将会被激发，最终两个孩子都会获得成功

当孩子观察排泄过程时，向她解释正在发生的事情："看，辛迪，艾利尿尿了，尿进了马桶里，然后她把尿冲走了，这样她又干净又舒服，很快你也能这样又干净又舒服了。"

即便孩子开始不明白你所说的一切也没关系。你所说的会逐渐渗透到她的意识里。与此同时，一定不要把你未受过训练的孩子和她所观察的那个做负面的比较。而是要提示她，不久她也将开始"像个大女孩"一样使用卫生间，以此鼓励她继续尝试。

在如厕训练的准备阶段，向孩子解释和演示过程中的每一步非常重要。训练时跳过某些步骤可能会让孩子形成习惯，在以后的日子里可能很难再改变。每次训练时都要向她指出需要做以下事情：

✓ 脱下裤子（男孩一定要学会打开裤门襟）；

✓ 待在马桶上（男孩子要站在马桶前）直到排泄完成；

✔ 用手纸小心擦拭（女孩要从前向后擦，以防尿道或阴道感染）；

✔ 冲厕所（如果她愿意这样做并且不害怕噪声）；

✔ 洗净手并擦干。

简单地向孩子解释一下，我们在大便或尿尿之后需要洗手来确保手是干净的。如果孩子对使用厕所的好奇心不断增加，他会尝试玩自己的粪便，你需要平静地阻止他，并解释说："这是要被冲掉的，不是用来玩的。"

记住，你的面部表情和肢体语言与你的语言同样重要，避免暗示给孩子羞愧感或责备他。孩子对你的情绪反应非常敏感，并且通过你的反应，产生使用厕所是健康的、积极的，或是肮脏的、混乱的印象。孩子产生何种印象取决于你的交流方式。

关于家长的措辞

经验丰富的父母会告诉你，在向你的孩子描述身体部位、尿液和粪便之前，一定要提前准备好用词。因为孩子可能在未来的很多年里，会经常使用从老师、照顾者、亲戚或其他成人处听来的词。在大多数情况下，通用的、简单的词汇是最好的，例如"小便"和"大便"，或者"尿哗哗"和"拉臭臭"。这样的表述不会冒犯到孩子或其他人，也不会让他们感到不解或难堪，你也可以在他长大的时候教会他使用正确的术语。

一定要避免"淘气"或"臭烘烘"这样的字眼，这会让孩子对排泄过程感到难为情或不安。**用简单、中性的方式谈论排便和排尿，能帮助孩子想清楚如何使用卫生间。**

选择和安装儿童马桶

一旦孩子表现出对如厕的兴趣或已经准备好接受训练了，那么就是时候在家里准备一个马桶了。带着你的孩子去买这张"特别的椅子"，为他解释马桶的用途，让他帮你决定要买哪个。如果你家有孩子的哥哥或姐姐用过的旧马桶，你可以把它包装好，当成礼物（让孩子认为它是新的）送给要进行如厕训练的孩子，以此来制造兴奋感。

没必要先把马桶放在卫生间里

把马桶放在孩子喜欢的地方，周围放上他最喜欢的书籍和玩具，鼓励孩子过去玩耍（图 3-2）。拥有物品的自豪感常会使蹒跚学步的宝宝或学龄前儿童对马桶产生兴趣，而且对孩子来说马桶的大小设计得很友好，能满足他"自己动手"的强烈愿望。

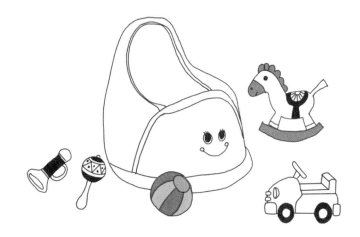

图 3-2　在马桶四周放上孩子最喜欢的玩具，可以让他体会到拥有物品的自豪感，并增加他对"特别的椅子"的兴趣

另一方面，有的孩子比较注重模仿大哥哥或大姐姐的行为，他们更愿意用踏脚凳爬上成人的马桶，坐在置于其上的儿童马桶垫圈上。

虽然一些家长发现，把马桶放在卫生间里能帮助孩子更快地排泄，但是另外一些家长也发现，如果把马桶放在孩子的卧室，方便在午睡之后就使用，或者放在餐厅，方便在吃过饭后就用，那么如厕训练成功的概率会更大。之后，当孩子开始有了规律的如厕行为时，可以再把马桶移到卫生间，甚至可以在成人的马桶上加装儿童马桶垫圈。

什么样的马桶最好

既能让孩子感觉舒适、又便于清洁的马桶是最好的。

1. 你可以选择有宽底座、有把手的款式，它可以保证马桶不会翻倒，而且方便孩子在排便时抓握。

2. 确保孩子的脚可以够到地板，或者有其他支撑脚的地方，这样他可以在排便时双脚向下用力。

3. 一个结实的、带垫子的马桶圈加上具有支撑作用的靠背会让孩子在长时间的如厕过程中坐着更舒服，而一个用来放置涂色书或玩具的托盘会给孩子增添乐趣。

4. 马桶的可拆卸部分越少就越容易清洁，这在如厕训练过程中十分重要。

清洁孩子的马桶时，你可以把尿便都倒进成人马桶里，然后彻底地擦拭孩子的小马桶，再用水冲洗干净，建议用清洁剂或消毒剂每天一次对马桶进行更彻底的清洁。

虽然对于小宝宝来说，儿童坐便器是最容易使用的，但有些家庭则更喜欢在成人的马桶上加装一个为儿童设计的马桶垫圈。这样的装置在小卫生间里更实用，因为孩子们会在旅行途中或外出参加其他活动时使用成人卫生间，又或者孩子有强烈的动机去尽可能地模仿成人使用卫生间。安装在马桶上的儿童马桶垫圈，比只是放在马桶上的垫圈要更好一些，因为后者可能会让孩子感觉不方便。

在成人马桶上进行如厕训练时，要对孩子抵制冲马桶有心理准备。许多孩子害怕或不喜欢冲水马桶的噪声。他需要时间和理解来克服恐惧。但是不要在使用成人马桶还是儿童专用小马桶的问题上太过纠结。无论用什么进行如厕训练，孩子们最终都会适应，而孩子使用马桶和卫生间的经验，能让她接受到完整的如厕训练。

学习使用马桶

准备好了马桶并不意味着孩子会使用它。大多数情况下，在孩子弄明白马桶和排泄之间的联系之前，必须反复地强化这个概念。你可以经常提醒她（但不要频繁到引起她的反感）"你可以在这里大小便，就像妈妈一样"。当孩子坐在马桶上等候排便的时候，鼓励她看书或玩玩具。起初，如果孩子感到穿着衣服坐在马桶上会更舒服些，那么就允许她这样做。如果你看到她蹲着、憋红了脸，或者别的要排便的信号，可以建议她穿着纸尿裤在马桶上排便。如果她在这种情况下真的排便了，你就可以把纸尿裤取下，让她"帮助"你把大便从纸尿裤上移到马桶里，从而加强她意识里大便与马桶的联系。幼儿和学龄前儿童中，有很多处在"不穿衣服"阶段的孩子，他们可以光着身子坐在马桶上，更直接地体验这种联系。

使用马桶的着装

一旦孩子习惯了马桶，并且将它与排泄之间建立了较强的联系，她就可以更容易地使用马桶了。在撤掉纸尿裤、换成内衣裤的过程中，你可以让孩子参与进来，让她在商店里挑选自己喜欢的内衣。一般有孩子喜爱的卡通人物装饰的内裤很受欢迎。如果你的孩子看到一个年龄较大的孩子穿着很特别的内裤使用卫生间，看看你是否能给他提供类似的内裤。令人惊讶的是，小孩子使用卫生间时的想法非常朴素，孩子可能会相信，如果不穿着像哥哥那样的内裤，他就不能使用马桶。

第一次成功使用马桶的技巧

在很多情况下，孩子第一次使用马桶是最困难的。下面是一些父母用来帮助他们的孩子获得成功的技巧。

1. 当孩子坐在马桶上时，在水槽里放水，水声可以刺激她的排尿反射。

2. 给她提供一个虚拟的榜样，告诉孩子，当她坐在马桶上时，"超人就会尿到马桶里，所以你也可以"。你可以使用任何孩子喜欢的超级英雄、偶像或角色。

3. 让孩子坐在马桶上读书，从众多教孩子如何上厕所的书中选一本给她读不失为一个好选择。

4. 让孩子为另一个宝宝"示范"如何使用马桶，也可以为她最喜欢的玩偶，或者为你示范。她可能会完美地模仿你所教授的如厕过程，甚至可能在这个过程中使用马桶。

5. 在孩子使用马桶时和她待在一起。在家长的关注下，孩子更有可能坐足够长的时间。

6. 让孩子按照自己的方式去做是很重要的，所以如果她喜欢坐在马桶上时戴一顶特殊的帽子，或者在等待小便的时候要做涂色游戏，请允许她这样做。坐着和等待是很无聊的，如果孩子能控制住局面，她会感觉好一些。

7. 让上厕所变得有趣，比如你可以把几片麦片或几滴食用色素放进孩子的马桶。

玩游戏可以减轻孩子的压力，会让她想"再来一次"。

　　8. 试着放松。你对这个训练过程表现得越积极、越随意，孩子的表现就越容易符合你的期望。比如讲几个笑话，让孩子在马桶上放松一下。她可能会放声大笑，以至于在不知不觉中就成功完成了排泄！

注意训练阶段孩子的衣服款式

　　孩子的衣服款式也应该尽可能地方便她在上厕所时穿脱。要避免给孩子穿工装裤、牛仔裤、紧身衣或任何有拉链、纽扣或系带的衣服，这样的衣服她可能会很难脱掉。要给女孩穿短裙配上女生内裤，或者无论哪种性别，都可以穿弹力腰的裤子或短裤。如果孩子愿意，你也可以让她在家里不穿任何下装。虽然训练裤有一定的吸水作用，但并不适合在如厕训练期间使用，因为孩子一旦产生依赖后可能会很难脱下。你可以在夜间使用训练裤，利用它的吸收作用来减少一些尿床事故，直到孩子在夜间也能控制自己。

男孩应该站着还是坐着小便

　　男孩的家长们常常会疑惑，应该训练孩子站着排尿还是坐着？虽然对于这个问题没有明确或最好的答案，但是通常男孩在学步期会被鼓励坐下来排尿，直到他熟悉了马桶的使用过程和更加明白自己应尿在哪里，这时他的排尿习惯也可能有所改善。到 2 岁半或 3 岁时，孩子开始对性别概念产生兴趣，男孩开始模仿父亲、朋友或哥哥，在小便时站在马桶前。当你的儿子学会这样做时，一定要确保他能事先把马桶垫圈掀起来。开始时要准备好做一些额外的马桶清洁工作，因为孩子可能在一段时间内做得不很完美。另外，请确保马桶垫圈始终处于抬起的位置，受伤通常是由于垫圈落下造成的。

首先让孩子明白"现在该去厕所了"

　　一旦孩子熟悉了马桶，那么留意一下能让她成功使用马桶的事件。让孩子告诉你她什么时候要小便或大便。一开始，她很可能会在小便或大便之后再告诉你。在这种情况下，表扬她的做法，并建议她下次提前让你知道。

你还可以在孩子午睡后或在饭后 15~20 分钟，提醒她留意自己是否需要排便。无论何时，只要看到她即将排便或排尿，都要告诉她听到肚子咕噜叫或者蹲着时，都意味着是时候让尿或便便被排出来了，并带她去马桶旁。在这个过程中你越是让她感到她是独立完成的——不是抱着她，而是让她自己走到马桶旁，自己脱下裤子（也许需要你提供一点儿帮助），她越能获得成就感，产生抵触的可能性越小。

一旦孩子坐在马桶上，让她试着大便或小便。如果什么都没发生，那么下一次你可以蹲在她旁边，握住她的手和她聊天，和她一起玩她喜欢的玩具，为她读一个故事，或者其他能让她在马桶上愉快地多坐一会儿的事（但不要超过 3~5 分钟）。然而，如果她变得不安分或表现得很抗拒，那么不要强迫她。试图强迫孩子开始进行如厕训练只会制造更多阻力，使训练过程变得更加困难。

当你的孩子最终成功做到排泄在马桶里，给她拥抱和表扬，你也可以告诉孩子，她已经是个大女孩了。告诉家人孩子的成功，让大家一起表扬她。此后每当孩子使用马桶哪怕仅仅是努力要去这么做时，继续表扬她，但注意不要过度，否则她会感到压力。总的来说，以一种阳光而积极的心态对她说"我知道你能做到"效果最好。

合理看待成功后的倒退

"我的女儿塔拉在我们第一天把马桶带回家时就开始使用它，"塔拉的母亲安妮塔说，"我以为我们就这样开始了如厕训练，但在接下来的两周里，她却拒绝靠近厕所。我已经开始给她穿小内裤，所以整整两个星期的时间我都在处理她的意外事故，这可不是我原来的计划。"

和完成其他发展任务时的轨迹类似，孩子也需要一个渐进的过程来掌握如何使用马桶。起初可能无法在马桶上排泄，接下来可以偶尔成功使用马桶，最后胜利完成任务。所以，当孩子获得了最初的成功后开始遭遇挫折或出现倒退的现象，你不需要感到惊讶。

虽然马桶是最有效的如厕训练工具，但孩子完全学会所花的时间各不相同。一些孩子几乎马上就适应了使用马桶，并能继续用下去，很少有意外发生。然而，大多数孩子在最初几天、几周甚至几个月里只是偶然成功使用了马桶，直到他们在这个过程中享受到被父母表扬的快乐和独立的感觉，他们才会逐渐增加使用马桶的频率。

当孩子在你的建议下成功地使用了几次马桶后，你可以试着偶尔放手，看她是否自己有想要使用马桶的意愿。偶尔提醒孩子是对的，尤其是在孩子通常需要上厕所的时间或者在孩子表现出相关迹象时（转来转去、抓私处、蹲着）。**千万别不断地问她是否要去卫生间，因为这是在掠夺她的控制感，会让孩子变得抵触。**

如果孩子犯了错误，记住不要生气，尽量保持温柔。你要把注意力放在保持孩子的日常饮食和午睡规律上，并且在每次饭后和午睡后都询问她是否需要去卫生间，多给孩子吃水果和高纤维食物，多摄入液体。这将使她的排便更有规律，也更容易预测排便的时间，有助于她对自己排泄的需求做出反应。

把握奖励的分寸

父母有时会担心，给孩子提供小玩具这样的物质奖励就等于在贿赂她。他们觉得孩子应该学会为做得好而学习，而那些小把戏或小奖励会分散孩子在学习过程中的注意力。的确，比较大的奖励，比如带孩子去她最喜欢的比萨店，或给她买一个大的新玩具，不仅对于奖励每次成功如厕来说太昂贵，同时也会让孩子在完成训练时过分关注回报，而非专注于享受成功的愉悦。

口头表扬和小奖励是很有效的方法，它们能实实在在地让孩子知道她做得很好，应该对自己的行为感到满意。每次当孩子意识到自己需要上厕所，然后走到卫生间，脱掉衣服，并成功地排尿或排便时，都要记得表扬她。大多数父母发现，在家务清单或成就清单上加上马桶这一项（类似的项目还有"把餐巾铺好""喂鱼"，或者"刷牙"等），让孩子在每次完成项

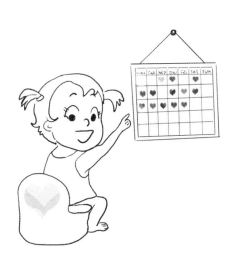

图 3-3 小的奖励，例如每次成功使用马桶后都在表格上贴个小贴纸，能提高孩子的成就感并激励她继续进行训练

目后都奖励给自己一颗星星或一张贴纸，都有助于提升她的自豪感（图 3-3），而在适当的环境下进行如厕训练，只是她必须要掌握的另一项生活技能而已。随着时间的推移，你可以逐步取消奖励，因为孩子已经完成了如厕训练。

无论你使用什么奖励方式，不要忘记，拥抱和赞美对孩子来说是最强的动力。另外，考虑到儿童肥胖问题越来越普遍，最好不要用食物或糖果来奖励她。

无论如何，愉快地坚持下去

排便控制会先于排尿控制

许多学步期的孩子和学龄前儿童，在进行如厕训练时，都在学会排尿前先掌握了成功排便。因为相对于憋尿来说，忍着便意直到走进卫生间再排便更容易一些。另外一些孩子在自己愿意在马桶里大便之前，就开始在坐便器或马桶里小便了，尽管他们还需要比较长的一段时间才能熟练使用马桶，不再经常制造事故。无论孩子是先学会了在马桶里排便还是排尿，你都要在整个学习过程中保持积极的态度和给予支持。温和而坚定地给孩子适度压力，并且在训练完成之前尽量保持幽默感。

白天不要再用回纸尿裤，而夜晚可以继续使用

虽然白天的训练会比你预期的时间要长一些，但孩子很快就能掌握这项技能。许多父母回忆说，虽然当时以为如厕训练要长期进行下去，但其实初期的主要过程似乎很快就结束了。如果可能，不要再用回纸尿裤，否则这个行为可能让孩子觉得他很失败。

相比白天来说，孩子能够在夜间控制膀胱的时间通常要晚一些，因此，可以给孩子在晚上穿训练裤或纸尿裤，直到他白天能够很熟练地使用马桶。

准备好接受意外事故

回想起和我们的女儿丽齐如厕训练的那段时间，我得说，我们所做

的最明智的事情是接受这样一个事实：事故总会发生，我们需要提前做好准备。我们在床垫上铺了一张塑料布，甚至给汽车座椅也盖上了塑料布。我们在家里准备了必要的清洁用品，外出时总是随身带着丽齐的换洗衣服。好几次当丽齐似乎忘记了她所学到的一切时，我们确实会有些挫败感，但因为提前做了准备，可以将损失降到最小，这样就使整个训练的过程变得容易多了。

卡罗琳，丽齐的母亲

音乐马桶

儿科医生建议让我两岁的女儿自己挑选马桶，希望这样能够激发她对马桶的兴趣。她选择了一个有电动装置的小马桶，当它被填满时就会有音乐和灯光。每天，我们都鼓励她"做个大女孩，用马桶吧"。有时我们能成功，有时她就会在几秒钟后立即离开马桶。一天晚上，我把女儿放在马桶上，并且为了尊重她保护自己隐私的意愿，我走进了另一个房间。过了大约20秒钟，我听到门后面传来"耶！现在该用厕纸啦！"我激动地鼓掌，推开门去找我的女儿；她还坐在马桶上，用水瓶往传感器上喷水，她想出了一种方法来让小马桶唱歌，却没有在里面排尿。我站在卫生间门口，彻底惊呆了，我不知道应该为她骗我以为她在使用马桶排尿而抓狂，还是应该为她用自己的智慧和好奇心弄清楚音乐马桶"事实上"是怎么工作的而自豪。

戴蒙德，斯特拉的母亲

家庭如厕训练成功后，孩子会进一步拓展成功的范围

如厕训练的道路并非一帆风顺，但它几乎是每个孩子生活中都不可避免的。在3～4岁时，大多数孩子都能在白天控制排尿，并且在全天控制排便（包括白天和晚上），而让自己整夜保持干爽则需要再晚一些，大多数女孩和超过75%的男孩在6岁左右可以完全掌握这种能力。

　　同样地，你的孩子多多少少也会经历一个从纸尿裤过渡到内裤，从马桶过渡到卫生间，从仅限白天到全天候控制自己排便的过程。事实上，许多父母发现，一旦孩子对在家中使用马桶建立了概念，那么在其他环境下使用马桶就会更容易（但仍然要按照他自己的时间表）。很快孩子会很自信地在餐馆和机场宣布他需要找个洗手间，把你牵到洗手间，自信地使用他从未见过的马桶。

　　与此同时，继续敏锐地发现他的需求并给予支持将鼓励他继续进步。当他从小马桶过渡到家里的成人马桶时，可以根据他的需要为他提供一个踏脚凳，以及一个儿童马桶垫圈。孩子发生这种转变的年龄取决于他的兴趣、你的需求和环境要求，例如需要在家以外的地方频繁地使用成人的厕所。

　　当孩子需要在家以外的地方使用厕所时，你要陪同并帮助他，以确保他执行的程序（擦拭、冲刷、洗手）跟在家学到的一样。外出时，不妨带上他的小马桶或儿童马桶垫圈以及换洗衣服。或允许他观察你在不熟悉的地方如何使用厕所，同时你可以告诉他，当他也能这样做的时候，他就是个大男孩了。在孩子开始上学之前，要确保他能正确地穿脱裤子。

成功如厕，孩子走向独立的第一步

　　这些支持会增强孩子对使用卫生间的信心，而且起到的作用远不止这些，比如这会让他知道在许多重要的事情上，你是如何坚定地支持他，帮助他学习新技能并适应新挑战的。允许孩子按自己的节奏发展，在他失败时不作批评或判断，并在他成功时给予表扬，从而让他知道，他可以为自己设定一个目标并实现它。

　　通过继续教孩子如何以大孩子和成人的方式使用自己的生理功能，你将帮助他实现最重要的个人目标——增强独立性和提升自控力。在很多方面，**如厕训练的成功不仅仅证明孩子在小小的年纪学到了一项技能，也意味着他在未来将具有克服挑战、实现目标的能力。**

常见问题
与解答╱

问：我的儿子最近刚接受了如厕训练，他经常连着两到三天没有大便。请问这是便秘，还是属于正常情况？

答：孩子大便的频率常会有比较大的变化，父母很难知道什么情况是正常的。有些孩子一天大便两到三次，而有些孩子可能两三天才大便一次。一般来说，相对于大便的频率，孩子的大便性状是否发生了显著变化更重要。如果你注意到这种变化，或者你的孩子感到不舒服，那么和你的儿科医生谈谈。除非有儿科医生的指导，否则不要给孩子使用泻药、栓剂、粪便软化剂或者灌肠。保证均衡的饮食，多摄入水果、富含纤维的蔬菜和液体（最好是水），是制造柔软、舒适的大便和规律排便的最佳方式。

问：每次去卫生间，我那一岁的"小影子"都要尾随我，在我用马桶的时候盯着我看。她这么做让我很尴尬，以后我不让她跟着我可以吗？

答：你当然不必非要在孩子的面前上厕所，但是让孩子观察家长（尤其是同性别的父母）如何使用马桶，是教会她做同样事情的最好方法之一。通过观察你的如厕行为，不仅能回答那些孩子无法表达出的关于排泄的问题，而且会激发她想要模仿你的渴望，很快她就会主动要求使用卫生间，并从纸尿裤换成内裤。如果你能消除心里的不适应，那么最好继续让她观察你。然而，如果你觉得你的尴尬对孩子会产生负面影响，那么一旦她已经足够大，准备好可以开始使用马桶了，那么你可以考虑让她观察另一个愿意被"参观"的家庭成员，或者寻找其他方法（对话、儿童书籍、直接指导）来让她熟悉如厕这个过程。

问：我的女儿 4 岁半，白天已经可以成功使用厕所。然而，她仍然会在夜里尿床。我听到其他父母讲过类似的事。一些人建议我，等着她长大些自然就好了，而有些人则说要试着鼓励她晚上也学会憋尿。但我不确定她是否有能力控制自己。

答：保持积极的态度！尿床在 5 岁时很常见，甚至还可能持续到 8~10 岁，特别是如果家中有尿床的家族史。第 4 章会让你深入了解为什么孩子会在如厕训练过程中以及夜间尿床。提前做好准备会有助于你做出适当的反应，帮助你和孩子在她准备好之后继续训练。

第4章

如厕训练中可能出现的挑战

我们成年人有时会忘记，孩子是多么容易紧张，他们的日常生活和周围环境的任何变化是多么容易让他们产生无助感。

在 2~4 岁的时候，幼儿或学龄前儿童的语言能力和综合理解能力已经发展得很好了，这使得我们很容易高估他们的专注力、记忆力和分清事情轻重缓急的能力。

没有人奢求孩子是完美的。

在如厕训练的过程中，问题和挑战随时可能会发生，这些问题虽然常常是暂时的，但却会持续一段时间。许多家长发现，孩子制造出的那些和卫生间有关的事故特别令人沮丧。

当然，引发这种感受的原因：一是，事后清理现场实在是个令人不愉快的过程。二是，事故常常发生在一些容易让人心情低落的时候，比如父母工作繁忙、家庭压力大，或者孩子处于不熟悉的环境中时。三是，有时候羞愧、控制和自我形象的问题也会增加事故对于家长情绪的影响，让如厕训练中的事故比日常生活中其他小小的意外更令人头疼，并且影响面甚至超出了应有的范围。

事实上，尿床、尿裤子这类事故几乎总是由健忘、短暂的注意力分散，或者憋尿时间太久造成的。冷静地对待这种行为，将它当作是学习一项新技能时的情有可原，你就可以防止争吵、逃避、焦虑、叛逆以及其他如厕训练中存在的情感纠葛。

为什么会发生意外

这是斯蒂芬妮第一次上幼儿园，这里像个巨大的室内游乐场，不同年龄的孩子在她周围跑来跑去。斯蒂芬妮的妈妈带她参观了幼儿园的房间，在离开之前把她介绍给照顾者，但那对斯蒂芬妮来说似乎是很久以前的事了，现在她独自一人。她站在厨房的水槽旁，紧张地凝视着陌生的塑料盘子、玩具炉上的喷漆炉和装满塑料水果的碗。在她附近，两个男孩正在争夺一辆玩具火车，一个男孩用火车头打了另一个男孩的头。被打的孩子的哭声充斥着斯蒂芬妮的耳朵，增加了她的困惑和焦虑。她四下观望，想找到一个成年人。对面房间有一位女士。"帮帮我！"斯蒂芬妮想，但还不知道该怎么说，"声音太吵了！"

突然，斯蒂芬妮感到，在她牛仔裤下面的大腿内侧有一种温暖湿润的感觉。她低下头，糟糕，尿裤子了。一种隐隐约约的失落和羞愧感萦绕在她的脑海，使她完全无法思考别的事情。斯蒂芬妮开始哭起来，她不知道如何处理这样的局面。过了一会儿，一双温暖的手臂搂住了她的肩膀，一个大人用友善的声音低声说："嘿，斯蒂芬妮，你遇到点小麻烦，没关系，现在就帮你擦干，帮你穿上干净的衣服。"

我们成年人有时会忘记，孩子是多么容易紧张，他们的日常生活和周围环境的任何变化是多么容易让他们产生无助感。

在 2~4 岁的时候，幼儿或学龄前儿童的语言能力和综合理解能力已经发展得很好了，这使得我们很容易高估他们的专注力、记忆力和分清事情轻重缓急的能力。研究表明，对于所有幼儿和学龄前儿童来说，在面对如洪水般的信息时，他们选择该优先处理哪些事件的能力仍然很弱。一个和父母走在人行道上的小孩，可能会在听父母说话的时候，把注意力放在树上的鸟鸣声，或是在几米外超速行驶的汽车上。

正如上述例子中斯蒂芬妮所做的那样，一个在陌生环境中挣扎着应付各种外界刺激的孩子，很可能很容易忽略自己身体发出的需要排泄的信号。甚至当一个学步期的孩子在去家里卫生间的途中，也可能会被厨房里刚刚烧开水的茶壶的鸣叫声搞得心烦意乱，忘记自己要去哪里。

父母经常会发现，当幼儿和学龄前儿童在看电视、到户外玩耍、玩电脑、画画时，或者专注于一项活动时，他们通常无法注意到自己的生理需要和身体发出的信号，而这种情况下，尿裤子等事故发生的频率就会更高。当孩子集中精力学习一项新技能或处理情绪问题时，也会出现同样的情况。另一个需要考虑的因素是，孩子的记忆往往比大多数成年人意识到的更具象化，更依赖于情景与环境。小孩子可以每天在家里顺利地使用卫生间，但却会在朋友家或餐厅里"忘记"上厕所这个必要的步骤，当她生活规律发生变化时，甚至当她穿着紧身衣或日常服装上有了点变化时，类似的问题也有可能发生。同时，年幼的孩子不太会提前准备上厕所，因此家长必须在外出前提醒她使用马桶，即便当时她并没有强烈的便意。

最后，尽管在过去的两三年内可能孩子的语言能力突飞猛进，但面对新情况或新的体验仍有可能会找不到词语来表达。他可能不知道如何告诉你：他的皮肤过敏了，他小便时疼痛，或者他便秘了觉得很疼等。注意观察孩子的排便频率（这样做，如果他经常两天都未排便的话你就可以留意到），并注意他是否排便困难或用力排便。如果你的孩子有上面任一种情况，最好联系儿科医生，找到问题发生的原因。医生可能会建议改变饮食和 / 或使用粪便软化剂。如果排便时感觉不舒服，那么孩子可能会进入一个恶性循环：他会尽可能地抑制便意，这会让排便过程变得更加困难和痛苦。

对于孩子来说，这些都是正常的、符合年龄的行为。根据经验，**从孩子开始用**

马桶，到完成如厕训练至少需要 6 个月。表扬孩子的进步，指导他提前考虑、集中注意力，更好地计划这件事，但你需要坚持时刻做好清洁工作，听之任之显然是不明智的。

做好准备才能减少事故

1. 在如厕训练完成后至少 6 个月，在你外出郊游时仍然需要随身带着纸尿裤、湿巾、换洗衣服，以及其他可能用到的物品来以防万一。

2. 在你离家之前，一定要让孩子去卫生间，并且要注意，当孩子发现自己身处不熟悉的环境时，发生尿裤子事故的概率会更大。

3. 为了防止孩子发生这一事故，要在外出时留意公共厕所，每看到一个就问问她是否要去。

4. 教会他如何寻找公共场所的卫生间以及识别卫生间门上的男女标志。

5. 在家里，你可以在床单下面放上隔尿垫，以防孩子不小心尿床时弄脏床单，并把清洁用品放在触手可及的地方。

你对尿床的准备越充分，就越容易清理，也不会让孩子对她制造的事故感到难过。

和你一样，孩子的注意力、记忆力和行为等各个方面的表现也会时好时坏；和你一样，孩子会因为始终如一的耐心指导和表扬而进步迅速，而非严厉的批评和嘲笑。

意外发生时，父母应如何回应

当一个正接受如厕训练的孩子发生"意外"时，家长最好的反应是什么呢？

你的反应取决于孩子的年龄，以及他在哪里接受的如厕训练。最好先确定孩子出事故的原因，比如是否因为其他活动分心，或者在马桶上感觉不舒服等。能够找出原因加以解决，尤其是对于年幼的孩子来说，可能比你试图解释来得更有效。然后，如果他的理解能力已经到了一定的程度，那么你向他表达自己略带遗憾的情绪，帮助孩子了解什么是正确的做法，然后清理干净，一切照旧。

　　以下是给家长的一些建议，帮你了解如何避免卫生间事故成为更大问题：

　　不要假装"没关系"。当然，对着孩子大喊大叫指责她弄湿了裤子不是一个好主意，因为这样只会给孩子徒增焦虑，可能会导致她在未来制造更多的事故。重要的是让孩子知道，随地大小便是不能被接受的。一句简单的"哦，真糟糕。我知道你想用厕所，浑身湿透真讨厌"就够了，然后快速帮她清理干净。对于年龄稍大的孩子（超过 4 岁），你可能需要简单地解释一下，她在这种情况下应该怎样做。

　　给出具体的建议。不要对孩子说："你应该在你想上厕所的时候马上告诉我。"相反，轻轻按着她的小腹，告诉她："你一感到这里有点怪怪的或者胀胀的感觉时，就说明你需要上厕所了，告诉爸爸妈妈，我们会马上带你去卫生间。"如果你观察到孩子对一些事有点害怕，比如冲马桶，那么你可以往马桶里丢一些撕成碎片的纸，让她帮忙冲下去，再握着她的手解释为什么纸会不见了，这个过程有助于缓解孩子的恐惧。在事故发生之后，让孩子把卫生纸或纸巾递给你，看着你把粪便倒入马桶——它原本应该在的地方，实在比跟她抱怨你得打扫卫生更可取。

　　如果你的孩子将要去一个新的地方，比如幼儿园或学前班，那么记得带她去卫生间，鼓励她尝试使用马桶。亲身体验对于帮助孩子掌握一项新技能大有帮助。每到一个新环境，妈妈或爸爸可以先使用卫生间，来为孩子进行示范，并一直坚持这样做，直到孩子完全习惯。

意外频发，又遭遇孩子强烈反抗

　　当如厕训练中发生的事故成为父母和孩子权力斗争的一部分时，事情就更加严重了。这通常发生在父母对如厕训练结果的期待与孩子的性情、发展阶段或学习模式之间存在冲突时。

　　例如，如果父母在孩子处于独立性发展的阶段经常问孩子是否需要去卫生间，可能会引起孩子的反抗。为了能掌控自己的生活，孩子可能会拒绝承认他需要去厕所，直到他坚持不住尿了裤子。还有的孩子喜欢做"白日梦"，注意力不集中，也会频频发生尿裤子的事故，因为父母没有提醒他去厕所而他自己也忘记了。一个害羞的孩子可能会拒绝使用家长为了方便而放在房间里的小马桶，即使她性格外向的姐姐很喜欢；一个喜欢社交的孩子可能会不习惯父母经常关上洗手间的门。如果让孩子一次坐在马桶上超过 3 ~ 5 分钟的时间，好动的孩子通常会开始产生抵触。

起初，这种事故并不比本章前面提到的意外事故更麻烦。但是如果父母未能改变方法来缓解矛盾，或者对孩子所犯的错误反应过度或态度消极的时候，孩子可能会更加抗拒。这种抵抗会给父母带来更多的挫折感甚至是愤怒，而他们的负面反应又会导致更多的反抗和彻底的叛逆，这样战争不断升级恶化。有些孩子甚至会因为拒绝上厕所而出现便秘，这可能会造成恶性循环，便秘会使他排便时更不舒服，排便更加困难。

最好在这些问题演变为父母和孩子的权利斗争之前，尽可能早地解决掉。如果在训练过程中，孩子发生事故的次数开始增加，或者你感觉到孩子由于其他任何原因开始拒绝努力训练，家长应该这样做：

你应该妥协一下，让孩子按他自己的方式进行几周，从而打破这个恶性循环。

同时利用这段时间来玩"侦探"游戏，观察孩子在卫生间里的表现，从中找到如厕训练对孩子不起作用的原因。例如，当孩子使用马桶时，他会把门打开还是关上？他喜欢和你谈论该怎样使用马桶，还是刻意避免这样的对话？他是否因为在游戏或活动中逗留时间过长而忘记了上厕所？他会在小便之前从小马桶上跳下来，无法坚持待在上面直到成功排泄吗？如果你不经常提醒他上厕所，他制造事故的次数变少了还是更多了？

一旦找到了引起问题的最常见原因，考虑下你自己的行为对这种情况是起了积极的还是消极的作用。如果孩子具备了足够的语言表达能力，你甚至可以和他讨论这些问题。如果孩子觉得使用卫生间应该是一件很隐私的事情，他可能会感激你尊重了他的感受。比如你们之间商定好一个暗号来提醒他可能是时候使用马桶了，而不是大声喊"安德鲁，你需要去厕所吗？"。而对于一个容易分心的孩子来说，记住一些具有规律性的需要去卫生间的时间点可能更容易些——早饭后、小睡之后、午饭后使用小马桶。

如果一个孩子的记忆仍处于具象记忆阶段，"要是……会怎样"这种带有场景模拟的对话会十分有用，例如："要是你在好朋友的家里，而你不知道卫生间在哪，你会怎么做？"有时只要接受孩子的一些小怪癖：小便时要开着卫生间水槽上的水龙头、非得脱光衣服才能大便、喜欢在马桶上待很长时间、坐在马桶上时想和人聊天……就可以减少孩子的抵抗，不要试图让孩子按照标准方法或者他的哥哥姐姐曾用过的方法去做。当孩子意识到你正在接受并愿意回应他的特殊需求时，他会对如厕训练做出更积极的反应。

为什么孩子会抵触

孩子们常常无法表达出他们在训练中遇到了什么问题，而唯一的选择可能就是抵抗训练。下面是孩子出现抵抗可能的原因，帮助你快速回顾之前的经历并进行排查。

- ✓ 疼痛：由感染或便秘引起的疼痛；
- ✓ 困惑：对如厕训练过程或家长对自己的期望感到困惑；
- ✓ 好奇心：想知道如果自己抗拒会发生什么；
- ✓ 恐惧或焦虑：对于排泄的恐惧或焦虑，或对厕所或马桶感到恐惧；
- ✓ 想要独立和自我掌控：此时她很难满足你的愿望；
- ✓ 压力：执行训练计划时感到压力太大；
- ✓ 不恰当的训练方法：如厕训练不适合她的个性或学习风格。

日常生活中出现变化和干扰

日常生活中出现的一些变化和干扰会导致孩子出现反抗行为。

比如家里刚刚有了小宝宝、有了新看护者、家里来了客人、你个人日程的改变导致育儿时间被缩减，或者任何其他类型的过渡或中断，都会让孩子产生焦虑，导致他接受训练的意愿或能力降低。

孩子可能过于自我了，不愿向新看护者承认他需要使用马桶，进而就发生了事故；客人在家中过夜可能会使他感到困惑或害怕，从而使他停止如厕训练；当你专注于一项新的工作或其他活动时，他可能会感到孤独或被爸爸妈妈冷落，然后就用拒绝接受训练的方式来吸引你的注意力。

你可以尽可能地帮助孩子在出现类似的情况之前做好准备，这样能在一定程度上避免他出现的反抗行为。

例如，你可以提前为他介绍新的看护者，说得越具体越好，同时与看护人和孩子一起谈论孩子的如厕习惯；给孩子提前看客人的照片，并且告诉他在借住期间客人会怎样使用家里的卫生间；多和孩子玩他喜欢的游戏，并且承诺在新工作开始后，你仍然会定期陪他玩。

这些工作你做得越具体，当变化出现时，孩子越不会感到迷茫。

如果他仍然拒绝使用小马桶，你要明白这是一个正常的反应，和他谈一谈让他不开心的原因，并且采取积极措施来帮他进行调整。

让周围的人留意他是否出现焦虑情绪，并且保持耐心。逐渐地，孩子就会放松下来，继续努力使用小马桶。

如果你知道家中将有变化发生，那么最好推迟开始如厕训练的时间，即便是这些意想不到的变化很容易得到控制。虽然在变化出现后的几天甚至几周内，事故有可能会增加，但是在你的帮助下，孩子适应新的环境后，他的抵触情绪和抵抗的行为会很快消失。

疾病

当孩子出现如厕抵抗时，父母最先忽略的可能是孩子身体或疾病相关的问题。通过记录孩子的排便次数，温柔地问他大小便时是否觉得疼，你能够发现孩子是否存在私处或肛门处的皮肤刺激、尿路感染、便秘，或是其他各种不适。如果存在类似的问题，你需要迅速采取行动以防情况变得更糟。你可以向儿科医师咨询，并且可以通过本书的第 6 章了解更多相关信息。

进展太快

你要考虑到，尽管有了最初的迹象，但孩子很可能还没有准备好完成如厕训练，而且这是他能告诉你自己目前状况的唯一方式。如果你试过了各种方式都无效，并且排除了疾病、环境变化等原因，那么最好考虑中断几周再进行如厕训练。在这段时间里，你可以观察孩子的反应。如果孩子每天频繁制造的小事故让你感到心烦意乱，那么在他准备好了进行如厕训练之前，可以先让他穿训练裤或者纸尿裤。

不过，如果可能，最好还是避免用这种代表着"倒退"的方式，因为这很可能会让孩子在成长过程中感受到挫败感，进而更加削弱了使用马桶的动力。父母应该通过一些积极的做法帮孩子更有效地重新开始学习，比如为他准备更容易穿脱的衣服，让他的小马桶使用起来更方便，还有准备好你的表扬和各种奖励。如果你能忍受这段缺乏进展的停滞期，那么孩子可能最终会突破障碍，"跟上"训练，就好像什么问题都没有遇到过一样。

**给父母
的建议**

保持积极的态度

如果你的老板每次在你工作失误时都对你大喊大叫，你一定不会表现得更好。如果孩子能从你的态度中感受到信任和期待，她会更容易达到你的期望。

放松

如厕训练是给孩子的挑战，并不是给你的，所以不要总是问她是否需要去厕所。让她学会自己识别身体发出的信号，并给予恰当的回应。有时，你某种程度上的忽视反而可以让她付出更多努力。

记住，事故只是暂时的

如果你因为孩子频频制造事故而感到心烦意乱，那么从现在开始定下 6 个月的期限。让自己相信，到那时孩子白天可能就不会再尿裤子了，尽管在接下来的几年里还会偶尔有意外。只要记得这种时好时坏的阶段只是暂时性的，你就可以缓和自己对小挫折的反应。

如厕训练中的行为倒退

一位家长说："在最开始的两周，我们的女儿在如厕训练中取得了很大进步，但当她进入新的幼儿园后，就好像忘记了她学到的一切。当需要去卫生间的时候，她从不告诉大人。她每天都会在园里制造一两次事故，甚至周末在家也会尿裤子。当我们试着和她谈论这件事的时候，她只会看着我们，就好像她不知道我们在说什么，或者会跑开玩。"

我们成年人习惯于以稳定的速度学习新的技能，并保持我们的学习状态。然而，孩子们的学习往往依赖于他们各方面发展的综合情况，在一系列能力突然迸发的过程中，他们往往会有一些明显的进步。有时，孩子可能会在学习中退步，失去了最近获得的新技能，甚至在学习过程中还后退了几步。

在如厕训练期间出现倒退现象，比如孩子突然忘了该使用马桶，不断地制造看起来一塌糊涂的各种事故，或者想要继续使用纸尿裤，这些现象可能会让那些相信他们几乎已经完成了训练的家长们感到困惑和不安。你对孩子出现这种行为的第一反应，应该是让儿科医生检查一下，以排除是生理原因导致了这一系列倒退行为。正如第 6 章将要谈到的，孩子在训练中出现退步有时预示着感染或其他需要治疗的疾病。然而，如果排除了疾病的原因，那么孩子可能只是在用她自己的行为方式，回应最近生活环境的变化和新感受到的一些压力。

孩子如厕训练过程中会出现倒退行为的常见原因包括：

✓　更换了照顾者，例如新的保姆，或者孩子刚刚开始进入幼儿园或学前班；

✓　母亲怀孕或弟弟妹妹出生；

✓　孩子或家庭成员生重病；

✓　家中最近有亲人去世；

✓　父母发生婚姻危机或离婚；

✓　将要搬家或最近搬到新房子（图 4-1）；

✓　便秘，或者排便过程很痛苦；

✓　尿路感染；

✓　其他疾病问题。

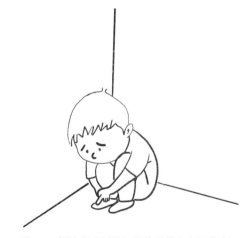

图 4-1　解决上述倒退问题的最佳方案是找出问题背后的原因（例如搬到新房子），同情和支持他，并采取实际措施来帮助他恢复之前的好习惯

这样的事件，即便是那些令人高兴的事，也会对仍在努力掌握自己的生活方式的

孩子构成真正的挑战。正如你在工作遇到困难的时候会选择放弃你的饮食计划或日常锻炼，孩子可能也需要从如厕训练中抽出一段时间来适应新的家庭环境。**行为倒退实际上是一种健康的方式，远远不仅是表示情绪问题，当孩子在生活中遇到感到难以承受的事情时，这种方法可以满足她的情感需求。**

在第 6 章中有更多关于孩子情绪问题的信息，这些情绪问题会导致行为倒退。而针对本章中的倒退行为，家长在如厕训练中应该注意采取以下步骤帮助她回到正轨。

寻找原因

想一想，孩子的行为会出现倒退是否有什么理由，比如刚刚有了弟弟或妹妹，还是生活环境中有了其他变化？对于幼儿或学龄前儿童来说，他们通常无法理解或表达自己的感受。如果没有发现明显的引起问题的原因，你应该让儿科医生检查一下是否存在生理性的原因，例如便秘。让孩子知道你注意到她行为的变化了，例如她已经不再使用她的小马桶了，在幼儿园里多次尿裤子，或者是又在说要穿纸尿裤了。问问她为什么会这样，是因为她的小马桶现在被放在了新家的新卫生间里，还是因为幼儿园的厕所很吓人，又或者觉得刚出生的小弟弟受到爸爸妈妈如此多的关注是因为他还穿着纸尿裤（图 4-2）？听听她的答案，并帮助她试着去表达那些让她感到不安的事情，以及她对这些事件的感受，尽管孩子可能之前并没有意识到这些问题，也无法表达出自己发生了退步。

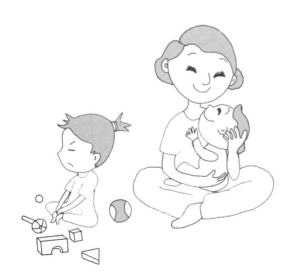

图 4-2　虽然孩子可能会在一些情况下出现行为倒退，比如刚刚有了弟弟或妹妹，但倒退的现象通常在几天或几周后就会消失，那时孩子会重新开始接受训练

尽你所能来解决这个问题。如果有一些切实可行的措施可以帮助孩子减轻痛苦，尽快做到。例如，留出你和孩子独处的时间（没有她的小弟弟），陪她到幼儿园，

和她的照顾者讨论如何能帮孩子保持她已经养成的如厕习惯，或者在新房子里的小马桶旁边放一些从前家里她熟悉的物品。让孩子也为怎样改善现在的情况贡献自己的想法，这可以帮助她"掌控"自己的问题和解决问题的方法，让她更积极地改变现状。

不要急于求成

尤其是对年幼的孩子来说，这些期望在很大程度上是非语言的，比如准备个随时能派上用场的小马桶，而且在你认为她可能需要排便或排尿的时候把她放在马桶上。对于大一点的孩子来说，要让她知道你对她完全有信心，相信她一定能够成功在小马桶里小便。给孩子积极的肯定，包括拥抱和表扬、表格上的奖励贴纸、在她努力恢复训练时给她打打气。

如果孩子的倒退行为持续了一个月或更长时间，你可能需要问问自己，她是否一开始就准备好了接受一整天的训练。如果倒退行为对孩子来说是个很大的解脱，那么暂时取消如厕训练也无妨。但是，通常来讲，即便进展缓慢，但能够有进步也总是好的。尽管倒退行为可能对父母来说很令人沮丧，但这通常不会持续太久。在很多情况下，孩子会在几天或几周后恢复原来的训练。

**给父母
的建议**

有预期，但不要想当然

作为一名儿童心理学研究者，我在工作中偶尔会看到父母太过担心生活中的重大变化给孩子造成的影响。一位母亲在得知几个月内会搬家时，便中断了儿子的如厕训练。虽然孩子在搬家前后的确有可能出现一定的行为倒退，但也有可能什么问题都不会发生。然而，这位母亲在儿子已经准备好学习这项新技能时，中止了他前面取得的好的进展。

我建议家长们继续坚持如厕训练，除非孩子确实太过紧张而无法进行下去。如果孩子出现倒退行为，父母可以帮助孩子完成过渡。通过与孩子谈论即将到来的变化、帮助他适应新的常规或环境，父母不仅可以让孩子不中断地完成训练，而且还能帮助他了解自己多么有韧性和有能力。

莫琳·奥布莱恩博士，心理学家

不同的技能，不同的时间表

对于许多家长来说，如厕训练最困难的方面之一，是不同类型的训练进展的速度不一致。孩子可能很容易地学会尿到马桶里，但是要花几个月的时间才开始在马桶里大便。白天的训练可能对孩子来说轻而易举，但他可能到了5岁甚至更大的时候仍然会频繁尿床。由于不同孩子掌握这些技能的顺序和速度可能各不相同，因此无法将一个孩子所掌握的技能与另一个孩子相比较，来确定你家孩子的训练进展是否属于"正常"。在大多数情况下，最好的方法是对孩子不平衡的发展保持耐心和支持，给孩子足够的时间，让他走向最终的胜利。

对许多父母来说，排便训练迟迟不能成功尤其令人感到不安，尤其是当孩子们表现出一些令人困惑的行为时，比如他们会偷偷地在壁橱里或其他隐蔽的地方大便，在墙上或其他地方涂抹粪便，或者当他们的大便被冲进马桶里之后会大哭起来。我们成人对待粪便的态度是消极的，以至于很难记住自己年幼时几乎意识不到细菌的存在、潜在的混乱、附带的羞耻感等。相反，幼儿和学龄前儿童常常对他们的身体所创造的产品感到非常自豪，所以他们期待表扬和赞美，而不是不满。并且对于把这些"产品"弄走，他们会表现出不情愿甚至是焦虑。当掌控身体或隐私上升为他们生活中最高级别的问题时，或者当他们害怕小马桶或者遇到其他排便训练的问题时，这种不情愿会变得更加强烈。

"我的身体！"

父母的故事

我的儿子特雷弗可以接受在马桶里小便，但他却拒绝在马桶上大便。有很多次他拉在了内裤里，然后便便就不见了。我终于发现，他在后院的灌木丛中挑了一个地方存放他的大便。他把这些便便放在一堆叶子上。

但当我问他的时候，他只是告诉我这是他的便便，他要留着它们。

　　我决定什么都不去做，只是用土和树叶盖住这些便便。看样子当特雷弗坐在马桶上时，他不想让大便消失。我猜他把便便看作是自己身体的一部分，他不喜欢便便从体内掉出来的感觉，也不喜欢听到它撞击马桶内壁的声音。于是，我先把纸尿裤垫在马桶里，让他便在纸尿裤上，之后慢慢地把纸尿裤裁成块，直到它变成很小一块布。最后，有一天在午饭后不久，我确定他已经喝了一些果汁并吃下不少高纤维食物，我说服他坐在马桶上，不再垫纸尿裤。很快他就开始大便了，而且还没那么糟糕！我让他把便便倒进我们的大马桶里，然后自己冲掉。在那之后，他再也没发生类似的问题。

海伦，特雷弗的妈妈

　　虽然大多数孩子很早就能在夜间控制排便，但是通常一般要在日间训练完成后的几个月甚至几年才能在夜间成功做到膀胱控制。**在美国，40%的孩子在经过完全的日间训练后会继续尿床。5岁时，孩子的尿床问题仍然很常见；但到6岁时还尿床，你可能需要带他去看儿科医生。**因为膀胱的功能不够成熟，加之身体可能还不能在需要排尿时将孩子从睡眠中唤醒，所以许多6岁以下的儿童由于生理的原因，仍然无法保持整夜不尿床。几乎每个孩子在如厕训练过程全部完成之前，都会尿湿几个床单。

　　在第8章中，你能读到大量关于如何处理夜间事故的信息，并逐渐帮助孩子停止尿床。与此同时，由于这类事故给孩子造成的压力很容易成为白天如厕训练的阻力，所以最好还是不要过分干预孩子，无论是刚刚学步的孩子还是学龄前儿童。对于6岁以上的孩子，你可以让儿科医生来检查孩子是否存在身体方面的原因，并帮助你制定一个奖励机制（例如小星星贴纸），又或者为你推荐使用尿湿报警器。

积极面对挑战，让孩子更自信

　　对于父母或孩子来说，在如厕训练中遭遇挫折并不是什么有趣的事情。我们把太多的期望加注在孩子身上，因而即使小小的失败也让他们很难面对，对于一些孩子来说，使用卫生间更是一个敏感的问题。然而，承认和克服引发挫折的原因，对于你和孩子来说，都是种特别有积极意义的经历。积极面对挑战并取得成功，将会让你和孩子更有信心面对未来的困难（图4-3）。

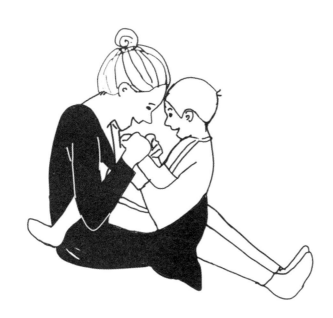

在帮助孩子实现自我掌控时，要努力从更高的目标去看待这次经历。要让孩子看到：努力便会成功。记住，年幼的孩子想要的不仅仅是学习和成长。帮助他赢得并享受到孩子们普遍拥有的自豪感："看看我是个大孩子了！"

图 4-3 当事故发生时，保持积极乐观的态度，并帮助孩子度过起伏期，有助于完成从纸尿裤到小马桶的平稳过渡

常见问题
与解答 ∕

问：我因为发生了这么多的事故而对我家 3 岁的孩子生气了，现在他 4~5 天才大便一次。我应该做什么？

答：首先，观察你的孩子和他所处的环境。是否是环境的一些压力导致了他这样的行为？当他大便时，他看起来是不舒服或是害怕？同时，要确保在他的饮食中有足够的水果和其他高纤维食物，并且

确保他喝了大量的水使粪质变软，如果他的如厕情况不正常，最好向儿科医生咨询。

问：我儿子的如厕习惯很正常，但有一个问题——他总是坚持要站着排便。我终于说服他站在小马桶边上，而不是像过去那样站在浴缸里，但他还是拒绝坐下来。我该怎么办呢？

答：站着排便，是孩子们在使用纸尿裤时留下来的习惯。坐着排便，孩子可能会感到既不自然也不舒服。你说服他离开可以舒服地站着的浴缸，去了马桶那里——那才是该大便的地方，说明你已经开始着手解决这个问题了。接下来，建议他坐着小便，然后继续坐着等待大便，哪怕只有一小会儿，并对他的努力给予奖励。让他看到他的父亲或哥哥在马桶上坐着大便也是有帮助的。如果他看起来很烦小马桶，你可以让他先学会在其他任何地方坐着，便在纸尿裤里。继续保持用这种方式鼓励他，尤其是在孩子饭后 15 分钟，或者睡觉前有排便的强烈冲动时。直到他能在不经意间成功坐着排便。这时可以给他一个大大的奖励。很快你的奖励和支持会使他轻松调整为正确的行为。

问：在我们离家外出之前，孩子拒绝使用卫生间，我能做些什么？

答：无论如何，你的孩子表达了一种想要控制卫生间使用权的欲望。你最好的回应是让她体验到这个行为带来的后果。如果她已经习惯了使用小马桶或成人马桶，那么在路上发生事故会让她不开心。你可以带好清洁用品和换洗衣服（如果有必要的话，用塑料布盖住汽车座椅），你可以让孩子通过亲身体验而得到学习，同时双方都不会受到伤害，从而避免因为权力斗争而引发更大的问题。

第 5 章

3~5 岁孩子的如厕训练

对于 3~5 岁的孩子，家长可以为他们提供一些记忆线索，来帮助他们完成对新技能的学习，同时还要允许他们有"我自己做"的强烈冲动。

　　一位母亲写道："我丈夫喜欢取笑我，说我的育儿方式是'懒人养育法'。我喜欢等着儿子自己进入到下一个发展阶段，然后跟着他的节奏走。他在 4 岁时就自己训练自己上厕所，因为他想这么做，而不是因为我觉得是时候该开始训练了。"

　　近年来，这种对如厕训练的放松态度在美国的确越来越普遍了。尽管许多父母仍然对于一些家长允许自己学龄前的孩子还使用纸尿裤的做法感到很吃惊。

　　如果你的孩子最近总在如厕训练中失败，或者他从来没有对你的尝试做出过回应，那么在开始训练之前，你最好安排时间找儿科医生为他做个检查，以发现如厕训练中一些常见的、可治疗的障碍，例如尿路感染或肠道问题，尤其是便秘。关于如何应对身体、精神等问题，或孩子的发展障碍，儿科医生也可以给出建议（参见第 6 章和第 7 章）。并且不管是身体上的原因还是其他原因，不管是问题被证实还是被排除，去看儿科医生都有助于你更好地了解如何与孩子一起协作，让你和孩子更有信心继续面对挑战。

推迟如厕训练的原因

　　以下是部分家长选择让他们的孩子在 3 岁半及以后推迟如厕训练的原因：

✓ 家长决定推迟训练，直到孩子表现出兴趣为止。

✓ 早先尝试过如厕训练，但当遇到孩子的抵抗时就放弃了。

✓ 孩子已经受过完全的训练，但在家中有了新成员或生活发生一些重大变化时出现了行为倒退，这使得孩子再也不能按照之前已经养成的习惯使用卫生间。

✓ 孩子可能经历过身体上或发育上的挑战，使得他们控制膀胱或肠道功能的能力受到干扰。

较晚进行如厕训练的优缺点

　　对健康的、年龄较大的孩子进行如厕训练比对幼儿进行训练更有优势。例如，学龄前儿童有更强的设想一个目标并加以实现的能力，并且能够更好地表达出自己的困惑、焦虑或不满。另外，大点儿的孩子会更注意其他孩子的行为，这能促进训练形成更平稳、更快速的转化。

然而，这些能力的发展也会给如厕训练带来新的挑战。孩子的自主意识会使他对父母的指导产生抵制。学龄前儿童已经有较强的语言能力，使他可以和家长进行争论和谈判。他对其他孩子行为的关注，可能会让他对自己仍然使用纸尿裤产生羞耻感，而这种感觉对于成功完成训练可能会起反效果。另外，长期使用纸尿裤的生活习惯也会使孩子更难完成从纸尿裤到马桶的过渡。

在大多数情况下，父母会发现对一个大点儿的孩子进行如厕训练，既不能说容易也不能说困难，只是和训练学步期的孩子有点不一样而已。在这一章中，我们将探讨在对学龄前儿童或大一点儿的孩子进行如厕训练的过程中，家长可能会遇到的特殊的挑战与机会，以及如何用最合适的方法来完成这个发展的里程碑。

不同于幼儿的训练方式

年幼的孩子一般都渴望学习和成长，在身边的成年人的帮助下，他们会自然而然地走向新的发展阶段。**对于 3~5 岁的孩子，家长可以为他们提供一些记忆线索，来帮助他们完成对新技能的学习，同时还要允许他们有"我自己做"的强烈冲动。**例如，4 岁的孩子可能会抗拒被放在马桶上（这种对很多学步期的小宝宝来说很有用的方式），但他可能会对你的口头提醒（"午餐结束了。现在，接下来该做什么？"）做出反应，这给了他一个机会，让他有机会成功做出回答（"上厕所时间"），然后自己去上厕所。通过帮助孩子想出他想要做什么，为目标做出计划并成功地完成，可以使他自行学会使用小马桶。在这个过程中，他会认识到，他可以实现自己设定的目标，由此自信也会相应增加。

我独立的女儿

我的女儿弗朗西斯卡，总表现得意志很强烈。在她学步期的时候我数次尝试对她进行如厕训练，但她坚持使用纸尿裤。在她 3 岁时，她的朋友大多已经完成了如厕训练，但她似乎并不在乎。到她 4 岁时，我真的开始担心她了。

后来，我的姐姐玛丽来我家玩了几个星期。弗朗西斯卡很喜欢她，走到哪儿都跟着。借此机会，玛丽和弗兰西斯卡聊了聊上厕所的事。玛丽要上厕所时，也让我的女儿跟着她进卫生间。没过几天，弗兰西斯卡就决定要"像玛丽姨妈一样"使用厕所。她甚至没有使用小马桶，而是爬上了成人大马桶。到玛丽回家时，弗朗西斯卡几乎自己完成了训练。我想，对于像她这样的孩子来说，耐心一点，让她"以自己的方式进步"是最好的方式。

埃莉诺，弗朗西斯卡的妈妈

提供建议

"我记得我第一次学会使用马桶的情形，"一位家长（有所保留地）对她细心的女儿说，"一开始我不知道怎么做。但是我妈妈帮我记住了什么时候该去，还告诉我卫生间在哪里。她让我在小马桶里放一些厕纸，然后试着把它们尿湿。这很有趣，你想试试吗？"

学龄前儿童喜欢听关于父母的故事。用自己的方式来和孩子谈谈关于使用卫生间的事情，可以加深他的认识，情感上也更容易接受。保证你会陪着他，并且回顾你学习使用马桶的步骤，你向他证明了他也能实现自己的目标。无论是给孩子讲一个类似的故事，还是在开始如厕训练前，仅仅给孩子提出一个简单的行动计划（今天穿漂亮的公主内裤怎么样？不用担心会弄湿。在你小便的时候小心些就行了，我会帮你及时赶到卫生间的）。只要事先告诉他接下来要做的事，孩子会很乐意接受你的帮助。

坚持下去的小技巧

一旦你和孩子制订好了计划，坚持不懈是很重要的。例如，你可能对孩子说过，她通常在饭后和睡觉前都需要上卫生间，而且你们都认为她会这么做。如果是这样，那么你要准备好每次到了这两个时间都提醒她，如果想上厕所就去坐在自己的小马桶上，如果她有迟疑，你要陪着她去。为了让孩子坚持完成她已经同意的计划，你可能需要给她施加一点压力。让她知道这件事和刷牙、洗澡一样，只有完成才有奖励。

因为你的目标是帮助孩子从原来的被提醒使用马桶，转变为能认识到自己的排泄需求并加以解决，所以在他努力的过程中给他一些有用的提示是有意义的。比如你想教孩子意识到身体发出的信号，并由此想到该去卫生间："乔安妮，你总是扭动身体，是因为你觉得肚子有些胀胀的吗？这说明你需要尿尿哦。"

提醒她在如厕这件事上要做到什么："我知道你现在玩得很开心。不过当你需要上厕所时，一定要立刻就去。来吧，我来帮你。"在不熟悉的情况下支持她："如果你需要在朱莉家使用厕所，告诉她妈妈，她会告诉你厕所在哪里。"

向孩子指明用过马桶后感觉比以前好得多，这次没尿湿裤子是多么美妙。就像教练训练球员一样，**你的目标并不是完全控制她的学习过程；相反，一些持续的提醒和有益的建议的方向会促进如厕训练的过程。**

对学龄前儿童来说，掌握一项新技能的最有效的激励方式之一就是父母的表扬。当孩子在如厕训练中的任何一步取得成功时，比如能设定一个目标（我想穿爸爸那样的内裤）（图 5-1），制订一个计划（如果我需要去厕所，我会告诉你）或者实现自己的目标（爸爸，看，我做到了），一定要用拥抱和亲吻来加深他的满足感。重申他的成就（看，罗尼，你在厕所里大便啦），让他知道他应该感觉良好（你一定会觉得很骄傲）。最后，让他听到你把他的成功报告给其他人（猜猜罗尼今天做了什么？他和山姆一样在马桶里大便了）来表达你的满意。甚至还可以给他一个小奖励，比如在他的马桶使用表上贴一个小金星。**当事故发生时，让他为此承担责任，帮你清理。**如果他拒绝的话，平静地坚持要求他照办。**孩子自己的一系列行为所产生的结果会促使他更加努力，从长远来看，要比批评和发火有效得多。**

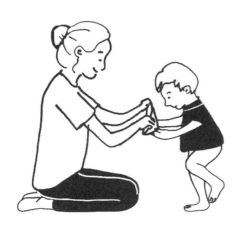

图 5-1 通过给孩子穿"成人"的内衣，来表明你相信孩子能完成如厕训练

你的孩子不情愿吗

许多孩子，甚至是三四岁的孩子，即使父母早已决定该脱掉纸尿裤了，他们还是愿意穿着它。如果你因为希望孩子能够顺利完成如厕训练，所以一直等到现在才开始，那么在发现她没有任何兴趣的情况下，用积极的方式来鼓励她是没有坏处的。你应该先帮助她找出问题（看，克洛艾和安娜在使用小马桶），制定一个目标（你也想学会使用小马桶吗）。如果她仍然不理睬，偶尔可以告诉她，她欣赏的某个人使用马桶而不是纸尿裤，在商店里给她看大孩子的内衣，问她是否想穿，或在她玩耍的时候摘掉纸尿裤，把马桶放在她附近，让她把使用小马桶当作游戏。这些尝试可能要重复一次、两次甚至三次，但最终孩子会明白。在任何时候，你都不应该嘲笑或批评她没有回应你的建议。这种消极的做法不仅会适得其反，还会伤害孩子的自尊。

记住，在训练过程中表现得不情愿的孩子，可能只是在等待你更多的指导，比如帮她创建并执行一个计划。

喜欢模仿，让如厕训练更容易

"我今天和埃里克去了厕所。"4岁的弗兰克在吃晚饭时向他的父母报告。

"太好了，弗兰克，"爸爸瞥了妻子一眼说，"你是自己用的小马桶吗？"

"我尿在大马桶里了！"弗兰克自豪地说，吃了几口面包，"埃里克也尿尿了。我们用尿画出一个字母X！"

在弗兰克为自己的"壮举"而兴奋时，他的父母微笑着对视了一下。他们知道弗兰克和朋友分享自己的如厕训练技巧是一种强大的动力。

随着学龄前儿童社会意识的扩大，他们越来越渴望自己和朋友一样，他们喜欢对同龄人各方面的行为进行观察和分类，从中午吃什么到是穿纸尿裤还是穿内裤。孩子在两岁半到三岁时，这方面的发展对如厕训练是一种阻碍，他可能会要求穿回纸尿裤，因为在幼儿园的其他孩子都穿着，相比那时候，学龄前儿童这种模仿的偏好反而变成了一种更积极的力量，因为他的同学中越来越多的人开始使用卫生间。

你可以利用儿童的这种自然倾向，以一种不带个人看法的方式向他指出，他认识的那位小朋友也学会了使用小马桶。记住，学龄前儿童更有可能模仿他们最喜欢或最尊敬的人。

因此应该对可以吸引孩子使用马桶的众多因素持开放的态度。虽然我们可能不太能体会和朋友分享浴室的愉快感觉，但一起上厕所已帮助许多学龄前儿童成功完成如厕训练并乐在其中。

"我们都会便便！"

我的女儿比阿特丽斯很喜欢她第一年的幼儿园生活，但起初我不太清楚她在幼儿园是否知道要去上厕所。每天当我接她回家时，我都会问她白天做了什么，她总会告诉我集体去洗手间的事。显然，她对整个过程都很感兴趣，包括大家排着队，一个接一个地走进卫生间，听到冲马桶的声音，看到一个孩子成功排便等。那天晚上她告诉爸爸和哥哥，她和其他孩子"今天都便便了"。这件事过后大概一个月之后，我意识到，别人和她使用马桶都已经是个非常自然的过程。有趣的是，这让她觉得自己是这个群体中的一员。

朱迪，比阿特丽斯的母亲

学龄前儿童当然会特别喜欢了解自己与认识的孩子之间的异同，但同时他们也有一种强烈的欲望想模仿同性成年人的行为。三四岁的孩子，对于性别的观念很着迷，但他们对于性别差异的认识还十分有限，容易发生混淆，例如，将一个十几岁的有马尾辫的男孩认作女孩，或者将一个戴着棒球帽的短发女孩认成男孩。

使用卫生间可以让孩子分清性别差异，巩固自己的性别意识。最终，一个学龄前的男孩子可能会对自己"就像爸爸一样"站着尿感到非常自豪；而这个年龄段的女孩，可能会因为妈妈把化妆品放在马桶附近而更喜欢上厕所。同样，孩子对性别归类最好是顺其自然，依照孩子自己的喜好。想要"像个男孩"或"像个女孩"一样使用卫生间，是孩子在探索自己性别特征的一个信号。

找到孩子喜欢的学习方式，提高如厕训练效率

采用符合孩子天性的方法会让如厕训练更加容易，无论她是比较好动还是语言能力很强，不管是害羞还是外向。随着学龄前儿童个性的逐渐清晰，你可以依照他的口味调整你的方法。例如，如果你知道孩子对于常规、可预见的任务能够做出良好的反应，那么花工夫制定一个合适的"如厕课程"对他来说更有意义，而不是仅仅口头上回顾他的进步。

如果孩子总喜欢玩想象性游戏，那么可以借助类似的游戏进行如厕训练。为她演示她的洋娃娃是如何正确使用小马桶的（图 5-2）。你可以对她的动物玩偶或洋娃娃说话，赞美它们成功地去上厕所。使用动物玩偶或洋娃娃重复这些重要的步骤，可以帮助孩子更好地了解如厕训练的步骤。而不是简单给孩子指导一下，就指望他们能够做到。

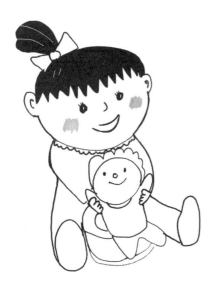

花些时间去思考你的孩子是如何学习的，有助于你为她提供最好的训练过程。 如果能够因材施教地采用对孩子最有效的方法，同时摒弃掉那些没有效果的方式，你可以在一到两个星期内完成如厕训练的关键部分，并且减少这个过程中遇到的阻力。这对于学龄前儿童和急需如厕训练的孩子的家长来说，是真正有好处的。

图 5-2　教一个洋娃娃使用马桶，可以帮助想象力丰富的孩子在如厕训练中取得进步

大孩子对如厕训练的抵抗

对大点的孩子进行如厕训练，与富有成效的谈话、坚定的自我控制，以及对遵守"大孩子的行为"的渴望有关。一些学龄前儿童典型的行为可能会延迟如厕训练的进程，让父母有更强的挫败感，例如抗拒（常常是抵制父母的指导，甚至反其道而行之）和谈判，以及在他们这个发展阶段产生的恐惧和焦虑。

幼童会频繁说"不"，表明他们因为渴望独立而开始有了反抗意识。当你的孩子逐渐长大，思想变得更加成熟时，她自然会渴望能够对环境和自己的生活有更多的掌控。就像一两年前的挑衅行为一样，学龄前儿童现在可能会想知道如果她在你提醒之后"忘了"使用小马桶会发生什么，或者如果她在你觉得应该脱掉纸尿裤之后还继续穿着会怎样。

出现这种反抗是完全正常的，但它的确很容易破坏如厕训练的进程。防止如厕抵抗的方法之一就是从冲突中退出，更多地让训练按照孩子的方式而不是你自己的方式进行。你可以通过减轻压力来做到这一点，比如少发表意见，让孩子自己选择什么时候穿内衣，让她在自己的进步表上贴好贴纸，而不是由你来提供奖励。起初，孩子可能会有一些小的退步（她可能在家时，宁愿下身什么都不穿，也不肯穿上她不喜欢的内裤），但是这个行为带来的后果，例如来自兄弟姐妹们的取笑（这应立即被制止）、不被允许去外面等，能让她很快停止退步。的确，你可以利用允许自由的方法让孩子学会使用厕所，但从本质上来讲，如厕训练确实需要一些正向的鼓励。

语言能力比较强的学龄前儿童可能更喜欢找借口、争论或谈判，而不是通过行动来抵抗。孩子可能会用"我忘记"作为理由不断制造事故，或者拒绝去洗手间，或者在她成功时不断与你讨价还价，以争取更大更好的回报。同样地，克服这种阻力的第一步是停止交流。言语能力较强的孩子最喜欢的是有趣的讨论或争论，如果你拒绝参与，她很快就会对这个游戏失去兴趣。为了避免争论和谈判，要制定简单的规则并遵守（如果不去卫生间就没有睡前故事，成功使用了马桶就有一个金色的星星和一个大大的拥抱），而且永远不要破例，因为那样会让孩子变本加厉。与此同时，你可以利用孩子对于词语的敏感和喜爱，来为她讲一讲人体内部是怎么工作的，并对她的进步进行评论，并详细向她描述一旦不用纸尿裤，会有多么自由和独立的感觉。

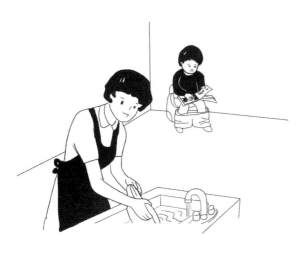

图 5-3 建立卫生间使用的日常规律，并且陪着孩子，可以减少她对使用厕所的恐惧和焦虑

由于想象力的发展，学龄前

儿童可能出现的另一个问题是对使用马桶的恐惧和焦虑。一个使用小马桶完全没有问题的孩子，可能会对坐在成人的马桶上感到恐惧，因为她会想象怪物从马桶里爬出来抓住她，或者害怕自己会被冲走。甚至连小马桶都给一些孩子带来焦虑，他们担心坐在空的小马桶上面或者担心便便（身体的一部分）掉进马桶里（图5-3）。

当孩子被羞辱时应该怎样做

学龄前儿童社会意识的发展并非总是对如厕训练起积极作用。他们对各类人群的不同行为的迷恋会使他们对那些还在穿纸尿裤的孩子出现负面的情绪反应，对他们进行排斥、负面评价、戏弄等。这样的羞辱行为对三四岁的孩子来说是很痛苦的，如果发生在你的孩子身上，请不要忽视它。你要想办法给这些负面评论以有力反击，并与那些做出不友善行为的孩子的监护人谈一谈。

然而，这种负面的经历往往是不可避免的，并且可以发掘其积极的一面——把它作为如厕训练成功的跳板。在安抚过孩子之后，可以问问她是否准备好迎接下一步的成长。让她在屋子里穿着内裤练习几天，看看她是否想开始尝试使用厕所。向她展示你是如何提醒她、带她参观卫生间的，并展示其他能让孩子觉得放心的方式。让她知道所有的孩子在脱掉纸尿裤、换成内裤的过程中都会犯一些错误，但迟早每个人都会取得成功。

如果孩子不喜欢上厕所，或者在使用马桶或坐便器时感到害怕或焦虑，那么你可以尽量陪着她。其间，你可以帮她冲马桶，鼓励她自己冲走卫生纸，让她跟着你和其他家庭成员去洗手间，或用其他的做法让她感到放心，知道上厕所没有什么好怕的。

学龄前儿童语言能力的增加，使他们更容易说出让他们感到不安的事情——但因为3~4岁的孩子词汇量和理解能力仍然有限，你可能需要仔细倾听和认真观察来发现问题的本质。一旦你这样做了，不要低估这件事对你孩子的重要性。说"这是愚蠢的"或者"卫生间里没有巫婆"只会让她觉得你不理解她。相反，要花点时间解决她的恐惧或焦虑，比如向她解释马桶里放不下妖怪，把她最喜欢的娃娃放在小马桶上，假装让它便便，同时说点什么来增加孩子的自信。

幸运的是，孩子与生俱来的对于成长的渴望会帮她度过如厕训练中大部分的困难阶段，而无需你付出巨大的努力。在幼儿园，同伴压力和成为大孩子的欲望发挥主要作用，大人对孩子的指导会越来越少，更多的是要置身事外，让孩子自己决定如何做。如果能够做到不夸大问题，你会发现孩子很快就能跨越障碍，踏上通向成功的道路。

常见问题
与解答╱

问：我 4 岁的女儿在幼儿园的第 2 年，偶尔也会发生如厕事故。最近，她的几个同学邀请她参加一日旅行。由于她经常会在陌生的地方发生事故，我不太愿意让她去。怎样才能让她在参加这些活动时不发生尴尬的事情呢？

答：在这种情况下，时间是你的"盟友"：你的孩子越大，她越能控制自己的膀胱，即使在不熟悉的环境中；她和朋友一起在外面的时候，就越不容易发生尿裤子等意外。你可以告诉她怎样意识到自己身体的信号，然后告诉同行的成年人她需要去卫生间，并适应不同类型的厕所，帮助她避免这样的事情。对她能够自理的事情（找洗手间，穿脱自己的衣服）大加赞扬，因为信心的增强会帮助她避免未来的事故。不要因为你担心她可能面临尴尬，而阻碍她和朋友们分享快乐时光。在你送她出发的时候，把替换的衣服装到小袋子里，让她交给朋友的家长。大多数父母会理解并做出妥善处理。

问：我是单身母亲，最近在公共场所陪我 4 岁的儿子去卫生间时，我遇到了一些问题。他不想和我一起进女厕，我不能和他一起去男厕。但有时他还是需要我帮助他整理衣服，我也不想把他单独留在公共场所。我应该怎么做？

答：在幼儿时期帮助异性的孩子上厕所是很容易的。幸运的是，许多公共场所，例如机场，不仅有男女专用的洗手间，而且还有你和孩子可以使用的家庭卫生间。随着孩子们的成长，他会更多地意识到性别差异，以及更多地意识到自己所处的环境，这使得父母和孩子在公共卫生间里都不舒服。孩子4岁之前，你可以把他带进和你性别相符的卫生间。在那之后，如果他反对，或者你感到不舒服，你可以把他送到属于他自己性别的厕所，而你在门外等候。首先，帮助他练习穿脱衣服、冲马桶、洗手，以及其他你一直在坚持的卫生间使用习惯。现在也是加强"私处"概念的好时机，告诉洗手间里如果有不认识的人走进来，要马上出来找你。

问：我3岁的女儿对如厕训练的兴趣带来一个副作用：说与厕所有关的词。虽然我很高兴看到她能够比较轻松地使用马桶，但我已经厌倦了她在公共场合大声说"屎""屁股"和"尿尿"（这里指不太文雅的表达方式）这样的字眼，接着是一阵笑声。我怎样才能让孩子停止这种说话方式，同时又不会让她对上厕所的兴趣消退呢？

答：一般来说，卫生间的幽默，或关于马桶的谈话，通常是伴随着如厕训练和学龄前儿童的发展而出现的。三四岁的孩子会对这些话感兴趣，是因为他们在进行如厕训练时从你的口中，或者在玩的时候从同伴口中听到了类似的内容。这些新词语不仅抓住了"身体如何工作"以及"男孩和女孩的不同"这两个让孩子着迷的问题的关键，而且还具有极大的冲击力。说"屎"一定会引起你的强烈反应和她朋友们的一片笑声，哪个学龄前儿童能抗拒这样一个词？

为了消除这种行为，你需要注意不要反应过度。如果你的孩子没有得到家长震惊的反应，那么用这个词就没有那么有趣了。冷静地承认她使用这些词语的动机（这个词听起来很有趣，对吧），然后转移她的注意力（我知道一个很好的笑话，你来听听）。告诉孩子，某些行为在某些情况下是合适的而在另一些情况下就不妥当（和爸爸妈妈谈论关于厕所的事，而不是和你哥哥的朋友）。只要你不期望马上得到完美的结果，也不过于关注这个问题，它就终究会过去。

第 6 章

如厕训练出现障碍的常见原因

如厕的问题行为可能与生理原因有关，也可能是由焦虑或极度情绪引起。然而，许多行为是正常孩子认知发展的典型表现。

史黛西和哈尔的女儿琳迪，在 24 个月时就接受了如厕训练，令人惊奇的是，她很少遇到小伙伴都会发生的问题。一年多以来，她一直在使用马桶。当然，也有一些事故，特别是在如厕训练后的头 6 个月，但总体上事故比她的父母预料的要少。

然而，现在琳迪已经 4 岁了，而且上了幼儿园，一个新的挑战出现了。琳迪每天都有一两次少量漏尿的事件发生，她的父母经常在她放学回家后，或者晚上洗澡换衣服时，发现她的内衣有点潮湿。她并不是发生了如厕事故，因为她仍然能在需要小便的时候，很容易地停下手中正在做的事去卫生间，她在两次上厕所的中间发生了她无法控制的漏尿。潮湿的衣服并不让琳迪感到困扰，但她的父母却很担心，怕这种现象是由身体问题、发育问题，甚至情感问题引起的。

正如琳迪的情况所表明的，与膀胱和肠道控制有关的问题不仅出现在实际的如厕训练过程中，而且在父母认为他们的孩子接受了充分的训练之后也会出现。在许多情况下，一旦发现原因，这些问题就可以相对容易地被纠正。医疗或心理干预也许是必要的。不管原因是什么，越早解决这个问题，就越能避免对孩子产生严重影响。

给父母的建议

当如厕训练遇到挫折时

作为一名家长，你可能会失望地发现，白天的如厕训练虽然完成了，成果却不会一直保持下去。许多受过良好训练的孩子在以后仍会经历频繁的事故。在如厕训练中也会故态复萌。

这有很多原因。在有些情况下，孩子们在最初的如厕训练过程中能够完全专注，因而能一直保持干爽的状态。但当他们更多地参与到其他活动中时，事故的数量就会增加。孩子的生活的变化、家庭情况的变化，或者孩子到了新的发展阶段也会导致如厕行为的改变。由于夜间尿床是生理发育的原因而不是训练的问题，甚至在孩子白天能够保持完全干爽之后，夜间尿床仍可能会持续数月乃至数年，在某些情况下可以持续到 6 岁甚至更久。尿床通常有家族遗传性，所以如果其他家庭成员曾有尿床的经历，那么孩子也更有可能尿床。

关键是，大多数孩子在如厕训练中都会遇到挫折，尽管这些问题很少在家庭之外讨论。对于孩子来说，如厕训练是一个持续的学习过程，而不是一个在几周内就能完成的例行程序。你可能会发现孩子遇到的问题并不罕见。你越早弄清它的原因并给予适当的帮助，对孩子来说就越好。

芭芭拉·J. 霍华德，医学博士、美国儿科学学会员

在这一章里，我们提出了一些已经完成了如厕训练的孩子们最常遇到的问题，列出了这些行为背后的最常见的原因，以及家长在纠正这些行为时的一般原则。然而，这些都不能替代儿科医生的建议。去看儿科医生或向医生咨询，是解决问题和困扰的第一步。

身体上的挑战

许多由身体原因造成的儿童的不良如厕行为，是儿科医生很容易就能识别和解决的。当然，当孩子出现消极的行为，无法找到解决办法时，首先要排查是否是身体上的原因。

琳迪的情况就是这样。她的儿科医生与他们一家三口进行了简短的交谈，并给琳迪做了一个简单的体检，然后得出结论：她之所以会有轻微漏尿的问题，是由于在上厕所之前等待太久。根据医生的建议，她的父母每两个小时就让她排尿一次，而且还让她多喝水让膀胱充盈，这样她就能更好地认识到去卫生间的必要性。父母还向她展示了如何在马桶上坐好，让脚能起到支撑身体的作用。他们教她通过深呼吸使骨盆肌肉放松，这样她就能完全清空膀胱。

膀胱的问题

孩子可能会由于各种原因而频繁地尿裤子或漏尿，比如膀胱容量小，因此她需要更频繁地去卫生间；一个"懒惰的膀胱"导致孩子每天只排尿一两次，其他时间只是溢出一些；膀胱肌和括约肌（参与控制排便的环状肌肉）之间缺乏协调；锻炼不足，

导致肌肉控制能力较弱；甚至压力也可以刺激膀胱壁。

其中一些情况，例如膀胱容量小，可能很快就会得以改善。肌肉协调能力差，可以通过生物反馈以及必要时服用处方药。而另外一些问题，则可能需要改变部分生活习惯，比如制订一个定期如厕计划，或者减少孩子的压力。

寻求儿科医生的帮助是优先选择的办法，因为：①他能够为孩子开出正确的药物，进行行为矫正，或提供其他治疗方法。②如果需要，医生还可以给你推荐一位小儿泌尿科医生。③他可以帮你确定或排除一些更为严重的情况，如糖尿病、尿路感染（见下文）或神经问题（表现为尿频）。④他可以帮助你识别导致孩子失禁的非生理原因。包括不健康的如厕习惯，例如，一个女孩可能会在小便时并紧双腿，这样就积存了少量尿液然后渗漏出来；其他可能涉及孩子可能以此探测父母的底线，过度关注其他活动而忽视身体的信号，或难以表达对上厕所的恐惧、焦虑和身体不适等。

如何辨别孩子有尿路感染

发生尿路感染时通常有一系列常见症状，看看孩子是否出现下列部分症状
- ✓ 发热
- ✓ 小便时疼痛或有灼烧感
- ✓ 尿意急迫，或在已经接受过如厕训练的情况下仍会尿湿内衣或被褥
- ✓ 呕吐、拒绝吃东西
- ✓ 腹部感到疼痛
- ✓ 体侧或背部感到疼痛
- ✓ 尿液味道很难闻
- ✓ 混浊尿或血尿

如果孩子有尿路感染的症状，儿科医生会这样做
- ✓ 询问孩子的症状
- ✓ 询问关于泌尿系统问题的家族史
- ✓ 如果孩子服药，询问孩子正在服用什么药物
- ✓ 为孩子做检查
- ✓ 取尿样化验

医生需要化验孩子的尿液，看是否有细菌或其他异常。如果孩子年龄足够大（通常在3岁以上），她可能会被要求尿在一个容器里。如果这很难操作，或者医生需要一个无菌标本来对感染做出明确的判断，他可能需要用一个小的导尿管通过尿道进入膀胱将尿液收集在一个特殊的容器里。

记住，尿路感染是很常见的，而且大多数都很容易治疗。这种感染在学龄前女童中尤其常见。早期诊断和及时治疗很重要，因为未经治疗或反复感染会导致疾病长期不愈。如果你怀疑孩子可能患有尿路感染，应及时就医。如果真的发生了感染，儿科医生可能会为孩子开抗生素。

便秘

令人惊讶的是，便秘是白天尿裤子和夜间尿床的另一个常见原因。肠道蠕动缓慢或硬便会压迫孩子的膀胱，降低其容纳尿液的功能。便秘也会导致尿路感染，从而影响排尿。研究表明，在大多数情况下，儿童会同时患有尿失禁和慢性便秘，消除便秘也有助于解决尿裤子的问题。

便秘是指孩子的大便干结，使排便变得困难甚至在排便过程中会感到疼痛。如果孩子抵制排便、抱怨大便时觉得不舒服、大便时过于用力，以及小便次数过多，那么几乎可以肯定的是，他的大便是干燥而且坚硬的。孩子一旦出现不适该马上解决，因为排便疼痛会对孩子的如厕习惯产生负面影响，而且很快会让如厕变得更加痛苦和难以处理。

当你发现孩子有便秘的迹象时，请做好记录，包括当她小便或大便时有多少次是没有成功的，有多少次、在什么情况下尿湿了裤子，并与儿科医生交流你的记录。同时，避免让孩子待在马桶上"不停努力"。久坐和长时间的推挤会导致痔疮或肛管内壁小的裂口，称为肛裂。相反，可以让孩子多次尝试排便，特别是在饭后和睡前，每次不超过5分钟，目的是保证几乎每天都排便。

改善生活习惯预防便秘的方法：

① 要保证孩子喝足量的水。在10分钟内，让她喝3杯水 [每杯相当于孩子的年龄＋2（盎司）]（1盎司=29.571毫升），而不是一整天都要多喝水。例如，一个4

岁小孩在 10 分钟内喝 3 杯 180 毫升的水。

② 吃高纤维食品，如全麦面包、糙米、新鲜水果和蔬菜，这些食物有助于软化孩子的粪便。

③ 避免高脂肪或油腻的食物、花生酱、巧克力、奶制品和糖果等。

④ 务必要让孩子有足够的运动量来让身体排出废物。告诉孩子这些变化将让她感觉更舒适，并且坚持你的决定，将有助于她适应新的生活习惯。

如果孩子仍然便秘，并且抱怨疼痛感增强，很有可能是由于坚硬、干燥的粪便造成了肛裂或其他刺激。必要时可以在孩子排便前在肛门处涂上少量的凡士林，这样可以迅速缓解疼痛。很快，当大便开始软化，发炎的区域受到保护后，疼痛感觉就会消失，从而顺利完成排便。

正确处理便秘

需要引起儿科医生注意的是，与孩子的饮食和身体活动的变化无关的经常性便秘，有可能是乳制品或其他食物引起的反应。极少数情况下，慢性便秘可能是由胃肠道疾病或解剖结构异常或神经功能紊乱引起的。

在去看医生之前，不要给孩子使用泻药、灌肠或粪便软化剂来缓解她的不适。除非儿科医生推荐，美国儿科学会不建议使用这些非处方药物。应该把重点放在解决引发孩子便秘的原因上，而不是单纯缓解症状。

坚持做如厕训练记录：帮助医生快速找到问题原因

白天尿裤子和便秘有多种生理和心理原因。在对孩子进行检查的过程中，儿科医生需要考虑大量可能引发问题的原因。你可以把孩子每日的如厕情况详细记录下来，最好是在就诊前几天就开始持续记录，这样可以使诊断过程更加高效。如果孩子去幼儿园或学前班，那么你可以让照顾者记录下她的如厕习惯，并且在她回家后继续跟踪记录。如果这种方式不可行，那么你可以在周末和孩子都在家的时候写如厕日记。

有几点需要牢记：

1. 在日记开头列出孩子如厕训练的相关事项。记录下她接受训练时的年龄，并描述她当时所遇到的任何身体上或行为上的困难。

2. 列出自那以后她所出现的任何感染、疼痛或令人困扰的情况，以及她服用过的或正在服用的药物。这些都可能影响她的如厕习惯。

3. 如果她在幼儿园、学前班或其他地方如厕时遇到麻烦，请记录下来。

4. 在填写了这些背景资料之后，就开始记录孩子大小便时间、每次的尿液或粪便的量，以及大便的形状、颜色和软硬度。

5. 描述如厕之前、如厕过程中和如厕之后的行为，如焦虑地抓着自己的私处、在她到厕所前就尿出来了、在卫生间里尿不出来、可以排便但出现便秘、在冲厕所之前跑掉，等等。

还要记录下当事故发生时，孩子大约排出了多少尿，以及是否有与之有关的特定行为。一些疾病征兆对于儿科医生发现问题特别重要，包括尿液或粪便中带大量血液、尿量异常增多、尿液异常稀释（颜色比正常颜色浅）、孩子的背部或腿部无力或疼痛、漏尿或便秘的频率增加。

把孩子几天内的行为记录下来，比平时的观察更有帮助，因为在忙碌的日常生活中，家长很容易忽略一些重要的信号。给儿科医生当"侦查员"，提前收集重要信息，你就可以加速治疗和恢复的过程，为孩子解决不必要的困惑和痛苦。

Adapted from "Daytime Wetting :Getting to the Bottom of the Issue " by Anthony J. Casale ,MD.
Contemporary Pediatrics,vol.17,no.2[2000]

大便失禁

大便失禁发生在 4 岁以上的儿童中，有大约 1.5% 的学龄儿童有大便失禁的问题，男孩与女孩的比例为 6：1。虽然比意外排尿或轻微漏尿的情况要少得多，但大便失禁对父母和孩子来说都更令人不安。不仅是因为气味更引人注意、会给人造成困扰，而且还因为我们习惯上认为，2 岁大的孩子已经"明白事理"而不会再拉到裤子里了。然而，在大多数情况下，孩子大便失禁不是故意的，而是在承受情绪压力，或对如厕训练抗拒，或因疼痛而拒绝排便时出现的。这种拒绝排便或延迟排便会导致便秘，然后在压力太大时，大便会不自觉地漏出或被排出来。

如果这种情况持续发生，负责控制粪便排出的肌肉会开始拉伸，该区域的感觉神经功能减退，从而使孩子更难感觉到自己需要排便。如果肠道失去收缩的能力，则排便更加成为一种挑战，也更有可能发生大便失禁。

"她不觉得难受吗"

许多家长都对大便失禁所制造出的气味感到震惊。自然，他们希望自己的孩子也同样感到惊讶和尴尬，但事实并非总是如此。孩子可能还太小，不明白这种气味是多么不寻常和不受欢迎。如果她经常大便失禁，她可能已经习惯了这种气味，实际上再也不会注意到它。有些孩子甚至表现出一副无所谓的样子，因为他们意识到自己无法控制它。

如果你发现孩子似乎不关心她的衣服被弄脏了，那么有必要和她谈一谈有关清洁的话题。但是，不是要让她感到羞愧，而是要想办法让她和你一起把自己弄干净，然后换衣服，鼓励她下次去卫生间解决，同时寻找是否有潜在的原因，比如便秘。

大多数情况下，解决便秘引起的大便失禁，最好的方法是找出孩子抗拒排便的潜在原因。例如，如果你能缓解他使用小马桶的压力，那么他就有可能顺利完成排泄；又或者你可以在他上卫生间时陪着他。而随着排便变得越来越容易，他大便失禁的问题可能会消失。

但是，如果这个问题出现一两次以上，一定要寻求医生帮助，他会回顾孩子的病史，以确定身体状况，判断是否是一些身体原因导致了大便失禁的问题。先天性巨结肠（一种先天性疾病，会让儿童缺乏食欲）、溃疡性结肠炎、过敏，甚至是乳制品含量过高的食物或高脂肪饮食，都会导致大便失禁。

如果这些生理原因也被排除掉了，那么我们应该考虑情感或心理原因。当一个孩子在他生活的某些方面感到焦虑或情绪困扰，而他几乎没有能力控制时，比如家庭冲突、学业困难或者社会关系方面的问题，就会偶尔发生大便失禁。如果大便失禁持续存在，还需要考虑是否存在身体虐待和性虐待。

当然，任何一个年幼的孩子都有可能发生一两次这样的事故。不管原因是什么，都要让孩子明白发生这样的事并不是他的错。与尿床一样，发生状况后要尽快清理干净，尽量避免让孩子感到羞耻和尴尬，并告诉他怎样能更好地控制排便，保持他的衣服干净。一旦孩子的情感得到保护，你就可以采取行动来确定潜在的原因了，当然治疗上需要一些时间。

孩子可能面对的医学检查

当你怀疑孩子出现大便失禁或者便秘等是由于身体原因导致的，要请儿科医生为她进行检查。同样重要的是要记住，一些检查对她来说是多么不舒服。孩子可能要面对的检查包括：

1. 在判断任何类型的漏尿或便秘问题时，儿科医生可能会揉捏或触诊孩子的腹部；观察她的背部、臀部、外生殖器和肛门；检查她行走时的特征；观察她爬上诊床的能力。

2. 儿科医生可能会让孩子尿到一个杯子里，以化验和分析她的尿液。如果孩子无法做到这一点，医生可能会用导尿管插入尿道来获取样本。也可能对孩子进行直肠检查。

3. 医生会问到大便失禁或便秘发生的时间、地点以及持续时间，孩子是否感觉疼痛以及疼痛的部位等。

4. 某些初步检查，包括超声、磁共振成像 (MRI)，或者任何专家都可能会做的膀胱尿道造影（通过导尿管向膀胱内注入造影剂，然后使用 X 线摄片）可能会让孩子感到不安。

你应该最清楚用大型设备进行身体检查，或者需要插入导尿管之类的有创的检查，是否会吓到她。

因此，在和医生见面之前，花些时间和你的孩子谈谈检查过程，让她对于自己可能会害怕的检查程序提前做好心理准备，不要让她害怕，也不要说得太多。角色扮演游戏通常会对年幼的孩子更有效果，你可以通过和木偶或玩具看似随意的谈话来完成这个任务，也可以通过身体接触来给孩子安慰，这些做法都要比直接向她指导和解释更好。

一旦来到了儿科医生或专科医生的诊室，你要向孩子保证，除非她想让你离开（如果你确信这是可能的），否则你会留在她身边。在开始接受检查之前，问她是否有什么想告诉医生的。尊重她的需要，慢慢进行检查，尽可能地控制好过程，同时避免做儿科医生认为不必要的检查。

社会和环境障碍

如果儿科医生已经排除了引起如厕问题的身体原因，那么应当考虑一下环境因素。孩子与你和其他成年人的日常交流，以及她的兄弟姐妹和同伴的互动，可能会对她的如厕行为产生决定性的影响。

主要照顾者不是父母时

由照顾孩子所产生的问题也会非常复杂，尤其是孩子在很长一段时间都是由父母之外的人照顾。有时，成年人之间观念的矛盾也会给如厕训练带来困难。或许你觉得 4 岁的孩子没有经过如厕训练没什么问题，但他的保姆却厌烦为他换纸尿裤。又或者你正在和最近发生的一系列意外事件做斗争——孩子在家里能有规律地使用卫生间，结果却发现她在学校的时候会把裤子弄湿，因为午饭后她没有被送到卫生间。

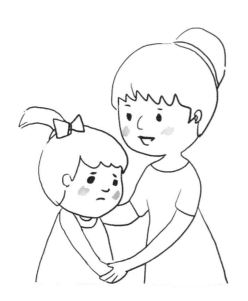

图 6-1　所有参与育儿的成年人共同讨论孩子的如厕抵抗行为和其他训练问题是很重要的，这样大家就可以制订计划来纠正这种情况并避免事故的发生

要解决这些问题，需要全体参与照顾者一起讨论。通过讨论搞清遇到了什么情况，描述所有的问题以及你为解决这些问题而制订的计划。征求其他照顾者对这些计划的看法，听取他们的意见或建议（图6-1）。

然后就接下来的行动达成一致，这样你的孩子无论到哪里能得到一致的回应。理想情况下，因为你是父母，你的决定应该是最后的决定，但是有时候听取其他照顾者的建议也许会更可行或者更有效。例如，如果幼儿园每天安排孩子去 5 趟卫生间，你可以在不去幼儿园的日子里在家里也安排同样的如厕次数。

讨论中一定要获得照顾者的反馈，看看这些方法是如何对孩子产生影响的。如果她表现得越来越抗拒严格的如厕安排，那么最好还是让她来决定什么时候上卫生间，即使是在幼儿园或学前班里。如果她是在全神贯注地听故事的时候发生如厕事故，也许她应该在开始听故事前被带到卫生间。

不管你觉得孩子的问题有多尴尬，都有必要通过讨论让照顾者们的行动保持一致。请放心，照顾者们已经习惯了处理孩子们关于大便失禁、对生殖器的探索、谈论马桶有关的话题等事情。孩子几乎不可能会让专业的照顾者或教育工作者感到震惊或意外。通过向他们寻求帮助和建议，你也可以为自己的努力得到一些有用的支持。

父母分居或离婚时

父母分居或离婚，通常会出现孩子在两个家庭之间轮流居住的情况，这时如厕问题可能来自如厕习惯的不一致或冲突。在这种情况下，至关重要的是，父母要相互交流自己打算维持的规则和惯例。当然，这样的谈判很困难，因为双方都拥有平等的权利，而且可能有截然不同的观点。尽管如此，为了孩子，还是要尽量让如厕常规保持一致。例如，可能的话使用相同类型的马桶，并将它放在每个家庭相同的房间里。在这件事情上，成年人要作为一个团队来应对新的挑战。

旅行

度假或其他旅行引起的环境变化是造成儿童出现如厕相关问题的另一个常见原因。旅行计划会打破孩子的日常生活规律，或者让孩子远离熟悉的卫生间，这些都可能会让他产生焦虑，从而导致小事故的发生或便秘。大多数这样的反应只是暂时的，一旦孩子习惯了新的生活习惯，或者已经回归了原来的习惯，问题就会消失。但也有一些孩子会出现不良的习惯，比如抑制排便或者憋尿，这需要数周甚至几个月的时间来纠正。

为了避免出现这种问题，最好在旅行期间让孩子的如厕习惯尽量保持和在家时一样。如果你是开私家车旅行，那就考虑带着孩子的小马桶；当你乘坐飞机时，要在登机前带孩子去机场的卫生间；还要带上他熟悉的毛绒玩具或者其他他喜欢的东西，让公共卫生间或酒店的卫生间不让他那么害怕；陪孩子一起去卫生间，让他感觉好像你们没有在旅行。

不同的地方，不同的规则

我和丈夫在我们的儿子马克思 1 岁时经历了一场艰难的离婚。当马克思在 3 岁开始接受如厕训练时，我和科林住在镇子两端的不同房子里。马克思由我们轮流照顾，他会和科林一起住一周，然后在接下来的一周和我住在一起，他的父亲有着和我完全不同的家庭生活细节。例如，我每天晚上 5 点钟为马克思做晚餐，而和他爸爸一起时，他大多时候都在晚上 8 点左右外出吃晚餐；我让马克思在晚上穿训练裤，而他爸爸坚持要他穿内裤；我把马克思的小马桶放在卫生间里，但是他的父亲把它放在了马克思的卧室里。

我试着和科林讨论这个问题，但他拒绝改变他的日常生活方式。我也试着改变自己来适应科林的生活，但是一些改变不适合我。与此同时，马克思又开始制造意外了。他甚至开始在卧室里大便，因为那是他在父亲家里用马桶的地方。

最后，我决定坐下来和马克思谈谈"不同的地方，不同的规则"。那时，他已经快 4 岁了，已经足够有能力了解人们会以不同的方式做事了，只是方式不同而已，不一定更好，也不一定更差。当我提起这个话题时，他似乎非常渴望谈论他的两个家之间所有有趣的差别。那次谈话之后，在睡觉的时候我只需要说"记住，马克思，不同的规则！"，他有时候能够记得在我家小马桶是在卫生间里。

我想这个故事告诉了我们：父母之间的合作总是最好的。但如果你们不能完全合作，那也不是世界末日。随着年龄的增长，孩子们可能越来越善于处理日常生活中的差异。

凯莉，马克思的母亲

情感问题

与如厕问题相关的情感因素是最难解决的，因为小孩子很少能够用言语表达他们的困惑、焦虑或恐惧。这些行为可能包括在卧室的角落里排便，在保持了几个月干爽后突然又在学校里频繁制造事故，或者要求再次开始穿纸尿裤，这些现象会让很多不明原因的家长感到不安甚至恐惧。然而，一旦排除了生理问题，就应当考虑孩子的生活状况或情绪发展水平是否发生变化，观察她的其他行为以及仔细倾听她说的话，来发掘这些行为背后的原因。

给父母的建议

那些仍然对如厕技能感到不确定的孩子，可能对于环境或如厕常规的改变尤其敏感——无论是他们进入了学前班还是去了祖母家。有经验的父母提供了以下建议，帮助孩子应对这些变化，保持良好的如厕习惯。在你下次度假或做出其他重大的生活变化之前不妨考虑一下。

给他穿训练裤。虽然接受过如厕训练的孩子可能不喜欢穿回训练裤，他不想做回"婴儿"，但他可能会接受在内裤下穿训练裤，直到他确信自己能处理好这些变化。这种隐蔽的支持将帮助他保持信心并防止尴尬发生。

在你离开家或开始旅行之前，不要给他水或其他饮料。这样，他可能要过一段时间才会迫切需要上厕所，这些时间对孩子来说很宝贵。

在你离开之前让他在家里上次厕所。同样地，这将给他更多时间适应新环境。

带够换洗衣服。无论你怎样设法阻止，事故仍然会发生。在这种情况下，立即为孩子换上干衣服，避免额外的不适。

在你出发之前，和他谈谈。向孩子解释他将要去的地方，他要去见什么人，以及他在旅途中怎样使用卫生间。和他一起讨论几个可能的场景。如果他喜欢玩偶或毛绒动物，就可以利用角色扮演来完成这个任务。向他保证如果他愿意你会陪他去卫生间。在你第一次和他一起去外面的卫生间的时候，指出你在家时描述过的特征。先让他观察你如何用卫生间，如果他愿意，你可以在他如厕时陪在一旁，就像你之前承诺的那样。

我们已经知道孩子生活中的重大变化会使她在进行如厕训练时出现退步，在如厕训练结束后，类似的情况也会出现。家庭中新添了小婴儿、搬到新房子、家庭冲突，或者任何其他会让孩子情绪紧张的情况，可能会使她的如厕技能回到更早的水平，可能包括尿床、忍住排便，甚至在不适当的地方排便；孩子正常发育所带来的内在压力也会影响她的如厕行为。

在大约 3 岁时，当孩子做了自己知道是错误的事情，她开始有了不安或羞耻的感觉，然而大多数孩子在这个年龄还不知道如何应对这些感觉。孩子渴望得到父母的认可，而一旦在如厕时发生了小事故，不管她的父母实际上有多么接受这种情况，她都可能会感到尴尬或羞愧。因此，她可能会尿在客厅地板上之后，说自己使用过卫生间；她可能会把尿湿的内裤藏起来，或者在你发现之前把弄脏的内裤收拾干净。家长当然没有理由批评或惩罚这样的孩子。相反，她已经证明了她知道什么样的如厕行为是正确的，并且尽最大努力让它被"实现"。当你发现孩子企图隐藏她制造的事故时，最好的回应方式是委婉

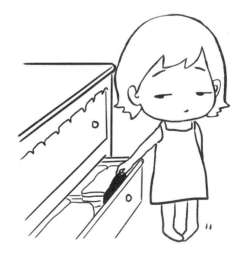

图 6-2 如果你发现你的孩子试图隐藏她制造的事故，温柔地安慰她，并和她讨论可以帮助你们在未来获得成功的方法

地告诉她你知道她发生了事故，那没什么，而且你知道她下次会做得更好（图 6-2）。然后让她帮你收拾干净，和她谈谈你们用什么办法能让事情回到正轨。

一些感觉和情绪会使孩子觉得无法承受，进而表现出令人困惑的行为。因为渴望得到父母更多的注意力，可能会导致她为了吸引你交谈或情感交流而制造更多的事故。如果她觉得你对如厕管得太严，例如不停地问她是否需要去厕所，而不是让她自己决定，那么她可能会抵制去厕所，直到为时已晚制造了事故。

更活跃的想象力和奇幻思维的倾向可能会使孩子害怕卫生间，并开始回避它。甚至是出于交朋友的渴望而去模仿别的孩子，也会让孩子因为小伙伴没接受如厕训练而出现如厕行为退步。最后，几乎所有孩子都会有一段时间突然希望回到被娇宠的婴儿时代，可能会使得孩子问你她是否能重新开始穿纸尿裤。

对于那些接受过如厕训练的，以及仍在接受训练的孩子来说，如果父母平静地给予回应，并将如厕训练的倒退行为视为帮助孩子和与孩子进行交流的机会，那么这种行为通常不会持续太久。请参考第 4 章的建议，帮助孩子发现问题，理解她的感受，帮助她找到实用的解决方案，并说明你对她使用卫生间的期望。这样能够表明你对她的支持和理解，帮助她放松下来，并最终向前迈进。与此同时，尽量避免做一些重大的、具体的让步，比如回到用纸尿裤，但要让她在内裤里面穿一段时间的训练裤，把马桶放在她的房间里，在上课前陪她去学前班的卫生间，或者在她觉得更安全之前都采取妥协的态度。

两个新生儿？

"当我的第一个孩子 3 岁时，已经完成了如厕训练，这时我有了第二个孩子，结果接下来不到 3 个月的时间里，老大就开始每天在裤子里大便。我试着忽略这件事，让他自己收拾残局，甚至让他去思过，但是都毫无效果。终于，又过了一个月左右，他又开始用他自己的小马桶了。回想起来，我想我应该思考一下引发他行为的原因（他有了个小弟弟），而不是结果（弄脏他的裤子）。这样我就能在他自己解决这个问题时再多理解他一些。"

桑德拉，特拉维斯和萨姆的母亲

我会被冲走吗：与卫生间有关的恐惧

"马桶里有个怪物！" "要是我掉进去怎么办？" "我讨厌那么大的冲水声。" 2~3 岁的宝宝和学龄前儿童在使用卫生间时总是有许多的恐惧感。迟早你会发现，3 岁或 4 岁的孩子也会因为躲开冲水的噪声而跑出洗手间，或者反复地把小物件冲进马桶里，入迷地看着它们消失。请记住，这种恐惧是想象力发展的一个正常表现。

蹒跚学步的幼儿和学龄前儿童生来就倾向于相信无生命的物体是活着的。和应对其他形式的焦虑一样，你可以问一问孩子，是什么让她感到害怕，并尽可能地证明她的恐惧是毫无根据的，这样你才能更好地回应她的恐惧感。你可以在使用厕所的时候让孩子看着，以证明它的安全性；你可以把一个娃娃放进马桶里，然后冲水以向孩子证明大的东西是不可能被冲走的；或者用手电筒照一照马桶深处，让孩子看到里面没有怪物。为了让如厕更容易一些，你也可以在她离开卫生间后帮她冲水，在她上厕所时陪她待在一起，或者让她过一会儿再用小马桶。

重要的是你要明白，孩子可能不知道，或者不能够向你解释，是什么让她感到害怕。她甚至可能会告诉你，她害怕使用卫生间，但事实上是她不想而已。无论是哪种情况，都不需要纠结于这个问题。在你向孩子证明了卫生间是无害的之后，反复向她说明你希望她会像个大女孩一样使用卫生间。如果她尝试用不同寻常的方式，比如反着坐在马桶上，或者在她冲过马桶后跑出厕所，在走廊上提裤子，这时你需要寻找其他的途径解决。她的恐惧很快会因为她的自然发育而消失，就像她生活的其他方面一样，她会自己找到解决办法。

认知的挑战

如厕的问题行为可能与生理原因有关，也可能是由焦虑或极度情绪引起。然而，许多行为是正常孩子持续认知发展的典型表现。我们已经知道在父母尝试进行如厕训练之前，幼儿需要发育到能够理解和回应身体信号。随着时间的推移，孩子更多的发展可能会促进或阻碍如厕习惯的建立，而且在某些情况下，两者会兼而有之。健忘和分心会继续成为孩子面临的挑战，他们的记忆能力仍然是有限的，特别是当很多事情同时发生，或者生活中发生了变化时。在全神贯注的时候难以及时去上厕所也会引发尿裤子等小事故。

幼儿和学龄前儿童的认知发展使他们能够更深入地思考和试探父母的底线，从而导致他们会故意违反卫生间的常规。与此同时，学龄前儿童的想象力大大地扩展了，他们可以通过游戏来思考和了解卫生间的使用方法，但同时也会让孩子在每次冲马桶时都会联想到灾难降临，从而拒绝使用马桶。丰富的想象力还会让孩子产生奇怪的想法，比如在陌生的地方存放自己的粪便，避免使用特定的卫生间，或者坚持只使用一种特殊的马桶，拒绝冲马桶或仪式性地反复冲马桶等。

奇怪的是，在成年人看来这些行为很奇怪，从孩子的角度看，它们是完全合理的。所以，批评孩子所无能为力的行为是毫无意义的。有时，一系列简短的、深思熟虑的谈话可能会缓解这种情况，特别是那些在使用厕所时出现的混乱状况。在其他时候，当孩子用不遵守如厕规则来试探家长的底线时，你要重申你的规则，并坚定立场。正如本章所描述的其他例子一样，你对孩子的了解仍然是你制定应对策略的最佳工具。只要孩子知道你支持他的努力，但你希望他能尽早纠正不当的如厕行为，你们俩最终会实现目标。

应对孩子的行为时，请先抛开自己的主观感受

大多数父母都希望自己的孩子是最棒的，甚至可能把孩子的成功和失败看成是家长自己的延伸。如厕行为尤其如此，它关系到清洁、体面和文明行为，往往会唤起我们可能没有意识到的强烈情感。这就是为什么如此多的家长对孩子在卫生间里犯错误感到不知所措的原因。家长们很少能记得，这样的行为对孩子来说是很正常的，并且这种事情在别人家里也经常发生。

在解决孩子当前的问题时，试着抛开自己的主观感受，包括你对她进步的期望、你对她行为的情绪反应，还有她的不当行为被别人看在眼里时的尴尬感觉，而把注意力放在孩子对信息、注意力和支持的需要上。如果你感到沮丧，让你的伴侣、你的朋友或者孩子的照顾者暂时接管一下孩子，直到你恢复平静。

如果孩子的行为让你感到头疼或困惑不解，不要犹豫，立即向儿科医生求助。

其他的父母中大多数都有过类似的经历或者知道类似的情况，他们也可以提供一些见解或者给你一个新的视角。育儿课程是获取相关信息的另一个极好的来源。记住，你和孩子都渴望能继续向前发展，但是只有你能为她提供进步过程中可能需要的知识和支持。

给父母的建议

没有人是完美的

作为一名幼儿园老师，我每周都会处理与如厕有关的问题，有时每天都会。我可以肯定地向父母保证，许多被认为应该已经能够很好地上厕所的三四岁孩子，仍然会不时发生如厕事故，尤其是当他们遇到新情况，需要更多关注的时候。这些问题是孩子成长过程的一部分，没有什么可担心的。

我觉得，家长可以不把如厕训练看作一次性的、用一周或一个月的时间就能完成的学习过程，而是将其视作一种技能，并能意识到孩子在各项能力发展成熟后，独立上卫生间的能力自然也会发展得更好，这么想将会有很大帮助。当他们在练习这种技能时，父母应该多注意他们的感受。在大多数情况下，孩子会在一两件小意外之后回到正轨，或者出现行为倒退最多两周。

比比·史蒂文斯，教师

常见问题
与解答

问： 我们 3 岁的儿子已经接受了 4 个月的如厕训练，但他每过一两天还是会发生事故。我妻子说这是训练过程中的正常现象。但在我看来，他这个年龄的孩子应该能做得更好，也许他的发展存在问题，我们谁是对的？

答：你妻子的说法是正确的，因为在如厕训练完成后，如厕事故仍然会持续几个月的时间，即便孩子已经三四岁了。这样的日间尿裤子的事故是孩子学习新技能的一部分，并且应该会在大概 6 个月后开始逐渐减少。

然而，你也是对的，因为你指出一个 3 岁的孩子频繁尿裤子，尤其是当情况看起来并没有减少的时候，说明孩子可能存在身体或发育的问题。最好的做法是和孩子的儿科医生见面，谈谈孩子的如厕训练历史和他在这个过程中的表现，如果有必要的话，带他去做检查。如果孩子没有身体上的问题，你就不必过于担心。如果孩子的确有发育迟缓或身体健康方面的问题，你的及时关注能够做到早发现、早治疗。

问：我的女儿现在已经 3 岁了，她已经接受了充分的如厕训练，但她似乎总会坚持到最后一刻，我们不得不在她尿裤子之前带她冲进卫生间。我怎么能让她早点告诉我她什么时候要上厕所？

答：孩子可能还没有意识到她需要使用洗手间，直到实在憋不住了。为了帮助她提高意识到自己需求的能力，当你注意到她出现了要去卫生间的迹象时，比如扭动身体或夹紧双腿，你可以告诉她"看起来你需要使用小马桶了"，并轻松地表示你们可以去"试试看"。把她放在小马桶上（除非她强烈反对），让她在这一系列行动之后做出小便的反应。通过长时间的引导，你可以教孩子把身体上的感觉与你希望她做的行为联系起来。

问：当我的儿子上厕所时，他的大便经常会很硬，不得不靠吃药来软化它。我应该给他吃什么样的食物来让大便变软呢？

答：为了使孩子的大便变软，你要确保他吃高纤维的食物。孩子应该多吃新鲜水果、蔬菜和全谷物的食品。而且，确保他每天喝大量的水是非常重要的。

第7章

对有特殊需要的儿童进行如厕训练

毫无疑问，对有特殊需求的孩子进行如厕训练是一项长期的挑战。但是，相比训练其他孩子，回报也会是巨大的。不仅是因为孩子会为获得了照顾自己的重要能力而欢欣鼓舞，也不仅是因为你的日常生活会变得简单些，更是因为它为孩子在日后长大的过程中创造了更大的可能性。

对于有特殊需求的孩子的家长来说，何时以及如何开始如厕训练是更加具有挑战性的问题。但当孩子成功地在自我照顾的一些重要方面取得成功时，他的成就感会大大提升，也会更自信。

也许相比其他的父母，那些在身体、精神或发育方面有障碍的孩子的家长，更会将如厕训练视为帮助孩子成长的一种方式，并以此庆贺孩子获得了整体的成长。他们不愿消极地看待那些对大多数孩子来说都是不可避免的挫折，而更愿意将挫折作为机会，去探索如何让孩子更好地完成学习，并向孩子证明他能够取得进步。

准备好的迹象

如果有特殊需要的孩子的父母能够得到儿科医生的指导和鼓励，还有其他受过训练的专业人员，包括特教老师、互助小组，或以上三者同时的帮助时，如厕训练的效果是最好的。父母可以采取的第一步是确定孩子是否已经准备好开始接受训练了。所有孩子准备就绪的迹象都是一样的：

1. 孩子能感受到湿漉漉和干爽的区别吗？

2. 他一次能保持至少 2 小时不尿湿吗？

3. 他是否能感觉到自己要小便或大便，并有能力及时到达马桶或卫生间，也许是在你的帮助下？

4. 他是否能自己脱衣服穿衣服，还是准备学习？

5. 他是否有动力采取下一步行动？

如果你的孩子处于一个抵抗的阶段，还没有准备好迎接新的挑战，或者还没有出现想要"像其他孩子一样"的冲动，你可能需要多等一段时间，来让他在训练之前做好心理准备。

如果你觉得孩子已经准备好了，可以询问儿科医生的意见。她可以通过检查，评估孩子的身体状况，也许还能对孩子的特殊需要有深入的了解。她还可以在开始训练之前给你更多需要的信息，并告诉你孩子可能需要哪些特殊的设施。

在你和孩子开始这个过程之前，情绪上做好准备是很重要的。有特殊需求的孩子通常比其他孩子更晚一点开始如厕训练，通常是在 5 岁甚至更晚的时候完成这个过程。

当然，有些孩子可能总是需要家长帮忙来穿脱衣服，有些孩子可能需要在成人的帮助下去卫生间，还有些孩子可以自创出方法来实现独立。

学会使用马桶对一些孩子来说要经历身体上的痛苦，而对另一些孩子来说，起初是难以理解的。当然，事故也会发生，你需要在这些时候多花点耐心，面对状况保持幽默。在开始对孩子训练之前，确保你能从配偶、亲戚或朋友那里得到帮助，因为它同样是孩子发展的一段旅程。

身体上的挑战

很多身体的缺陷和疾病会使孩子难以完全接受如厕训练，或者在使用卫生间时很不适应。如果你的孩子面临这样的情况，你应该考虑到孩子在如厕训练每个阶段的特殊情况。例如，孩子是否无法感觉到自己需要小便；很难坐上标准尺寸的马桶或站在马桶前；在使用了造口装置后必须调整上厕所的方式（做了造口手术后）。总之，孩子在掌握新技能的过程中，需要你和其他照顾者的更多支持。

"她怎么了？"

/父母的故事/

我的女儿埃琳娜进行如厕训练很不容易。我们直到她4岁时才开始尝试进行如厕训练，即使那样，她似乎也无法掌握窍门。两个月后，她每天仍会尿两三次裤子，几乎每天晚上都尿床。我开始非常担心，但还好我忍住了，没有批评埃琳娜，也没有责备她为什么没去上厕所。当我带她去看儿科医生的时候，我们得知她患有糖尿病。正是因为患病，所以她需要经常使用卫生间，而许多尿裤子的事故都属于疾病的症状。

现在我们知道她患有糖尿病，她在让自己保持干爽不尿裤子方面的进步，成为她适应新生活习惯的一个标志。那些她能持续使用小马桶的日子成了巨大的精神鼓励，帮助她树立信心去面对疾病。

安琪拉，埃琳娜的母亲

视觉障碍

有视觉障碍的儿童和视力存在缺陷的儿童在如厕训练的几个阶段中处于劣势。首先，他们可能无法观察家庭成员和同伴如何使用厕所，导致他们无法模仿家人和小伙伴的行为。很多关于卫生间和小马桶使用的细节，例如小马桶放了卫生间的哪个位置，人是怎么坐在上面的，尿和粪便是怎么被排进小马桶里的，还有怎样擦屁屁，对于一个可以直观地观察这一系列过程的孩子来说，很容易理解，但是对于看不见的孩子来说，理解起来却十分困难。如果孩子看不见，那么她就需要更多地依靠语言来理解这个过程是如何进行的。因此，你可能会需要等待一段时间再开始进行如厕训练，等到孩子三四岁时，她就能完全理解你所告诉她的事情了。

如果你想帮有视觉障碍的孩子建立对卫生间的感性认识，那么开始时可以在你上厕所的时候让她和你一起。让她在卫生间里各处摸索，找到马桶在哪里。确保卫生间的通风良好，没有异味，让她下次还想再来。把她的手放在你的肩膀上，这样她就能感觉到你坐在马桶上，解释你在做什么、为什么这样做，让她摸一摸厕纸架，你还可以让孩子感受一下水龙头和洗手池。

如果在卫生间里放了小马桶，把她带到小马桶旁，让她自己适应它的存在，并注意在整个如厕训练过程中，保持小马桶始终在同一个地方。还要在其他时间跟她聊聊和卫生间的使用有关的话题，指出别人都会用卫生间，而上卫生间就标志着她是个大孩子了，可以照顾自己。

一旦孩子开始自己练习使用马桶，你就需要保证卫生间里和通向卫生间的道路上是没有障碍的。如果有一个带音乐的小马桶，那么当孩子尿在里面时，马桶就会响起音乐声，这可能会使得学习过程更加有趣。如果是男孩子，教他如何确定自己小便时该站的位置，这样他就不会尿在马桶上。你可以让你的儿子在刚开始训练时坐着小便；一旦他掌握了这个技能，你就可以教他站在小马桶前小便。

最后，随着她对卫生间的使用越来越适应，你可以在每次外出时都带她去公共卫生间。通过帮助她熟悉各种各样的卫生间布局和马桶的类型，可以使她在离开家后能充满自信，并且防止出现尿裤子这类事故。别忘了奖励她的进步，你可以表扬她、拥抱她或者给些小奖励。

听力障碍

听力受损或失聪的儿童可能会在如厕训练中遇到挑战，也可能不会，这取决于他们的沟通能力。一个已经能够流利使用手语的孩子可以依靠视觉观察和你的解说来理解你对她的期望，就像其他孩子一样（图 7-1）。如果孩子还没有能力了解你的手势和简单的符号，那么需要在长大一些之后，才能准备好接受如厕训练。

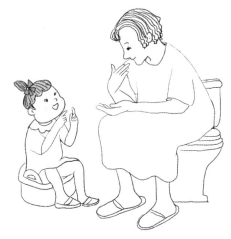

图 7-1　那些失聪且已经能流利使用手语的孩子，可以依靠观察和你的解释来理解如厕训练的过程

在这些情况下，训练的关键是要确保过程是简单的。当引入如厕这个概念时，要强调视觉：让孩子观察你（如果是其他孩子会更好）如何上卫生间，给她看和上卫生间有关的绘本。用一个手势或一个符号来表示每个重要的词，包括但不限于小便、大便、马桶、湿的、干燥的、上厕所。每次当你使用洗手间时都用这些手势或符号，对她也是如此——当你在为她换纸尿裤或湿内衣时，你可以用手势或符号表示"湿"的意思（带着不愉快的表情）；而在她换完纸尿裤或者干爽的内衣时，你可以用手势或符号表示"干"（带着快乐的表情）；午饭后到了该去坐到马桶上的时候，用手势或符号表示"上卫生间"。

只要你坚持并固定地使用这些信号，孩子不需要更多解释，就能掌握小马桶的使用要领。当她这样做的时候，一定要给她大大的拥抱，或者发给她马桶使用表的奖励贴纸。

自制力可能更差

有时，孩子在理解如厕训练的过程时没有问题，但却很难遵守。这种情况下，孩子可能会越来越沮丧，因为她努力保持不尿裤子，却总是失败，最终甚至可能放弃尝试。

给孩子安排一个规律的如厕计划，是摆脱这种困境的最好方法。通过比较频繁地把孩子放在小马桶上（每一个半小时到两个小时左右），你就可以不用每天不断地打断她的活动来满足她的身体需求，从而减轻你的心理负担。在固定的时间去洗手间可以成为一种习惯，类似于每天早晚刷牙或者早上穿衣服，这样可以让她更专注于其他的活动。

帮助孩子更多关注她的强项而非缺陷

当孩子接近学龄前时，他们会越来越意识到人与人之间的差异，并且对同龄人中的任何不同寻常的行为都特别感兴趣。3~5 岁的孩子可能会对自己与其他孩子的如厕方式不同感到非常好奇，并可能会遇到许多来自小伙伴的问题和议论。就像你所解决的孩子生活中其他方面的差异一样，重要的是，要以积极而肯定的态度告诉他为什么他要以这样的方式使用马桶。

甚至在你开始训练之前就要做好准备，包括：①强调卫生间里那个比较特别的新马桶是属于她的。②跟她说能像其他孩子一样自己上卫生间是件多么美妙的事情。③为她提供一些标准的回答，来应对小伙伴可能会问她的问题。④聚焦于她的强项，并且鼓励她更多关注自己的优势，而不是她的身体缺陷。

最后，鼓励孩子尽可能独立上卫生间。如果她能学会自己穿脱衣服，相对轻松地使用卫生间，她会觉得自己是"团队中的一员"，而且她的态度会让周围的小伙伴心服口服。

脑瘫

一些患有脑瘫的儿童膀胱控制能力发展得很慢，在两三岁时，他们可能还没有足够的意识来控制膀胱，从而无法开始如厕训练。如果你的孩子患有脑瘫，她需要在你的帮助下培养如厕意识，比如当你看到她抓自己的私处，坐立不安时，就可能提示她想上卫生间了。花点时间向她解释：当她的身体有这样的感觉时，就意味着她需要去卫生间了。

你的孩子需要在到卫生间之前憋住尿。她需要脱下衣服，然后坐在小马桶上（在家长的帮助下，如下面所述），并坐足够长的时间，直到成功排尿。有时，这些挑战对她来说会很难应付，这可能意味着最好等到她长大一些后再开始如厕训练。

身体活动受限、肌肉张力不佳或药物的作用可能会导致患脑瘫的孩子出现便秘，所以在你开始如厕训练的时候要特别注意她的饮食。确保她喝大量的液体，吃高纤维食品，如新鲜水果和蔬菜。在她能成功脱掉衣服上卫生间之前，你可以给她穿有魔术贴或松紧带设计的衣服。她也可能会觉得在躺下时脱掉衣服更容易。

脊柱裂和脊髓损伤

由脊柱裂、脊髓损伤或脊椎肿瘤引发的如厕问题与脑瘫儿童类似，但由于大多数患有这些疾病的孩子都没有发展出需要上厕所的意识，因此几乎没有人能完全自主地使用卫生间。但是，你可以教会孩子定期将尿从导尿管中排出，并定期去厕所排便。保证孩子摄入高纤维的饮食和大量液体，并且制订规律的饮食计划，会使如厕过程更容易。有时还需要用到软化剂，甚至是栓剂或灌肠剂。和儿科医生讨论一下孩子有哪些需求。因为孩子可能会发现自己很难脱掉衣服，所以一定要给他穿上松紧带的衣服，如果必要的话，可以让他躺下脱衣服。

有脊髓功能障碍的儿童可能感觉不到自己需要排便，而且会有更大的患便秘的风险。他需要进行肠道治疗，这样就能在家里排便，在学校里不排。

药物对如厕行为的影响

无论孩子有什么特别需要面对的挑战，都要考虑到如厕训练是否受到药物的影响。由于服用药物，她可能会出现便秘、腹泻、尿量增加、排尿疼痛或其他不良反应。如果孩子正在服药进行治疗，咨询儿科医生这些药物是否会影响排泄，以及你如何做才能帮助孩子缓解副作用带来的不适。

对于像脑瘫或脊柱裂这样身体残疾的孩子来说，父母可能会因为需要分神给孩子提供特殊的设备或身体上的支持，而忘记了给孩子认知和情感上面的投入，而这是所有孩子成功完成如厕训练所必需的（图 7-2）。从在卫生间里安装了那个特殊的小马桶的那一刻起，就应抓紧机会和孩子谈论如何使用卫生间，以及为什么上卫生间很重要。让她观察你和其他人如何使用卫生间，在她取得了哪怕是一点点成功的时候给她表扬和奖励。一般来说，当遇到困难时，最好能抵制住"得过且过"的诱惑，并严格执行你所制定的日程或训练程序，除非训练的经历特别不愉快，孩子变得非常抵触。记住，如果孩子在训练过程中取得了进步，对于提高她的信心和准备迎接更多的挑战是有好处的。因此，你要尽可能地为她提供信息、关注和支持，孩子需要体会成功的感觉。

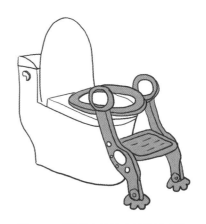

图 7-2 对于坐在轮椅上的孩子来说，最好在成人马桶上放置一个特殊的马桶圈，这样他们能更容易地独立使用厕所

行为障碍和精神障碍

对于已经被确认有发展或行为障碍的学步期的孩子，你的如厕训练是否能够成功，很大程度上取决于孩子的特定气质、行为模式和你们共同生活的环境。父母对孩子的长处、弱点、倾向和兴趣的了解尤为重要，它将指导父母帮助孩子完成这个过程。

对于一些有发育障碍或行为困难的孩子，父母尤其需要尝试如厕训练，这些孩子包括自闭症谱系障碍（autism spectrum disorder，ASD）、胎儿酒精综合征（fetal alcohol syndrome，FAS）、对立违抗性障碍（oppositional defiant disorder，ODD）、注意缺多动障碍（attention deficit/hyperactivity disorder，ADHD）等。这些孩子可能没有强烈的动力，或者没有足够的能力，能像其他孩子那样对惯常的鼓励（例如"真是个大男孩"）做出反应。对一些人来说，像贴纸或小玩具这样的有形奖励是有效的。许多孩子可能很难适应日常生活中的任何变化。有些孩子会对触摸和其他感觉特别敏感，会因为频繁地穿脱衣服、与大人亲密接触以及不熟悉的卫生间环境而变得心烦意乱。

对于一些孩子来说，单是学习"上卫生间"这个抽象概念已经很复杂了。例如，一些有行为障碍的孩子并不会自然地模仿父母或同伴的行为。其他孩子也只可能通过简单的模仿或其他具体的、非口头上的演示来学习。这意味着在训练过程中，早期的努力会给孩子带来比较强烈的挫败感，并且可能发脾气、固执和拒绝合作。

尽管有挑战，但大多数有特殊需求的孩子，无论是身体还是行为的问题，最终都能够完成如厕训练。但学习的过程很可能需要长达一年甚至更长的时间，并且要有职业治疗师、专门的理疗师或康复工程师的帮助。你的第一步是确定孩子是否准备好开始接受训练了。通常情况下，如果你注意到孩子在一个小时或更长的时间里都能保持干爽不尿湿，或者能够比较规律地排便，或者孩子能够意识到自己要小便或排大便，并且不喜欢纸尿裤被弄湿或弄脏，就可以考虑开始训练了。让孩子接受儿科医生的检查也是很重要的，如果他经常便秘或腹泻，这可能会干扰训练。

一旦你决定开始，认真观察孩子，并仔细考虑具体的特征、行为模式和学习过程中可能存在的障碍。如果他似乎不喜欢进入卫生间，那就搞清楚让他感到不适的原因是什么，例如，消毒剂的气味、冰冷的地板，或者是冲厕所的声音。如果可能的话，可以改变或中和一下。比如更换清洁用品，给他穿上袜子，或者把他的小马桶放在离冲水马桶比较远的地方。

如果他在小便和大便之前没有明显的信号，那么留意观察一下，他在小便之前是否会停下手中的事，或者有其他行为能为你提供线索？他通常在什么时候，或者说在喝水或进食后多久排尿或排便？他最喜爱的食物、玩具或其他物品是什么？这些都可以作为如厕训练的奖励，可能比表扬更有效。

确定在哪种情况下，孩子的学习效果最好。一些孩子比较接受坚定而温和的身体示范，定期让他坐在小马桶上。另外一些孩子会在一系列简单、可预见的步骤指导下学得更好（口头解释和重复、用图片说明或者在图表上列出）。还有一些孩子更喜欢通过家长随意的评论或交谈来学习。

智力障碍和发展障碍

大多数有发育迟缓（developmental delay， DD）、智力障碍（intellectual disability， ID）或自闭症谱系障碍（autism spectrum disorder ，ASD）的儿童都可以进行如厕训练。他们成功完成如厕训练所需的时间可能会是几个月到一年甚至更长。当孩子的语言能力发展后，这个过程会变得更容易，他可以自己穿脱衣服（也许还需要你的帮助），并表现出需要去卫生间的意识。

对于有发育迟缓、智力障碍或自闭症谱系障碍问题的孩子进行的如厕训练，可能会和对其他孩子进行训练的过程十分相似，但有时候却并不是这样。和训练其他孩子一样，当你向有智力障碍和发展障碍的孩子介绍"上厕所"的概念时，用简单的话进行解释是很有帮助的。从每隔一小时左右检查一次他的纸尿裤或裤子的情况开始，当他尿湿了，你就用简单的"湿了"来描述，不做过多的评论。换过纸尿裤后，微笑着说："干的！"如果他的语言能力有限，你可以用一个特殊的手势、图片或符号，来代替湿、干、马桶、上厕所等词。

当你需要上卫生间的时候，带他一起去。你上完厕所后，提提他的裤子，并且微笑着说："干的！"如果可能的话，也让孩子观察到其他小朋友是怎样上卫生间的。相比家长的行为，将其他小朋友的行为与自己要做的事联系起来可能更容易些。当你上完厕所，穿好衣服后，告诉他你有多开心，告诉他"干的"！如果他有特别喜欢的洋娃娃或毛绒玩具，用它再一次演示如何使用马桶。

帮助孩子成功如厕的辅助设备

现在有各种各样的马桶辅助装置可供有特殊需要的孩子使用。此外，一名经验丰富的职业治疗师，可能是帮助孩子成功完成如厕训练的好帮手。

衣服

正如前面提到的，要让孩子更容易地过渡到使用卫生间，最简单的办法是给孩子准备易于穿脱的衣服。魔术贴、松紧带和前拉链，都比纽扣、按扣、后系扣更简单。一些家长还会让孩子在最初的如厕训练期间只穿内衣，这样衣服就不会成为障碍。

马桶

一些马桶的设计会更方便孩子使用，保证孩子能坐在适当的位置。这类马桶可以调节高度，有特别的扶手、脚凳、高或低的靠背支持，有的还会有固定住孩子的前凸起，能够让孩子稳稳地坐在马桶上，还有防溅功能、刹车脚轮等。大部分小马桶都可以在淋浴时使用，还有一些可以加装在成人马桶上面。便携式的马桶可折叠，并且有扶手和坐垫。楔形便盆能很好地支撑孩子的臀部和背部，适用于不能坐起身来的孩子。在某些情况下，你也可以对家中的普通马桶进行改造，这样你就能以更低的花费为孩子提供额外的支持。

儿童马桶坐垫

也可以在成人马桶上安放特殊的儿童马桶坐垫。升降座椅可以帮助孩子从马桶上站起来，带有弹簧的座椅需要借助孩子的手臂力量，有的座椅带动力装置，可以把坐垫向前抬起。固定在墙上的扶手也可以帮助孩子站起来。软垫座椅、带高靠背和高扶手的碟形座椅、扶手椅、座位靠背等，都比较稳固，能让孩子更稳地坐在马桶上。前部稍高的坐垫，能帮助孩子把双腿分开，而马蹄形的坐垫，前部是敞开式的，可以让孩子在如厕后自己清洁臀部。有自动清洁私处功能的马桶或者帮助取纸巾的装置能为手部不便的孩子提供有效的帮助。

轮椅

对于坐在轮椅上的孩子来说，进入厕所通常是一个棘手的问题。卫生间的门必须足够宽，可以保证孩子坐着轮椅也能进去。最好是在成人马桶上放置马桶坐垫，这样马桶的高度和轮椅几乎持平，比较方便从轮椅坐到马桶上。最好轮椅可以进入卫生间，并且马桶旁边可以放下轮椅而不必让孩子转身。挂在墙上的马桶，底座上没有支撑结构或排水管，可以让孩子更容易地将轮椅停在合适的位置。这类马桶中，有的还带有软垫、遥控器，以及清洁和烘干的功能。其中的许多功能还可以用在标准马桶上。无论你使用什么类型的卫生间，马桶的宽度应该保持 36~47 厘米，马桶周围需要留有 117 厘米 ×162 厘米左右的空间。

一些轮椅有配套的马桶，这可能是开始训练的最好方式。使用时，移走轮椅的坐垫，露出下面的马桶座圈，然后将可移动的马桶放在座位下面的架子上。

当孩子准备开始使用马桶时，你就要定期让他坐在马桶上，起初要特别频繁，像你之前检查他的纸尿裤是否湿了一样，然后逐渐地掌握他通常需要去卫生间的时间。试着让他在马桶上待上 5~10 分钟，这期间你可以陪着他，给他读书、播放儿童音乐等，确保孩子能一直坐在马桶上，直到成功排泄。

一旦孩子尿到了马桶里，记得给他一个大大的微笑，并且说"尿尿"（或者你选择一个词来表示这个意思）。然后帮他擦干，愉快地对他说"干干的"，并且给他一个奖励。在做了足够次的重复之后，孩子终究能理解这种联系。

如果你的孩子有智力缺陷或发育迟缓，最好是一步一个脚印地进行训练。不要期望孩子和同龄人一样快地学会发出信号或宣布他要去厕所、自己脱下裤子、使用马桶、擦干净屁股和洗净双手。你可以先专注于让孩子知道如何完成排便或排尿，然后再学习其他技能，这样进行如厕训练的效果可能是最好的。更重要的是让孩子保持动力，而不是立即获得成功。

每天都会更好

毫无疑问，对有特殊需求的孩子进行如厕训练是一项长期的挑战。但是，相比训练其他孩子，回报也会是巨大的。不仅是因为孩子会为获得了照顾自己的重要能力而欢欣鼓舞，也不仅是因为你的日常生活会变得简单些，更是因为它为孩子在日后长大的过程中创造了更多的可能性。 对于有特殊需要的儿童，如果已经完成了如厕训练，就会更有可能在幼儿园或托儿中心接受教育，而一些学校和社区治疗中心只接收完成了如厕训练的孩子。

如果期待孩子在成年后能过上某种形式的独立生活，那么独立如厕是必需的技能。 除了这些直接的好处，孩子从她的新能力中获得的自信，也会在她生活的其他方面表现出来。在她看来，自己可以实现一个目标，保持一个习惯，在某些方面与和自己同龄的孩子一样，她将能够在融入社会时拥有更多乐观态度，为自己创造更光明的未来。

成功克服阻力

一旦你对孩子的环境和你的教学方式做出了必要的调整，你就该开始为他的首次成功做准备了。在开始训练的时候，一些家长喜欢首先告诉孩子小马桶的实际使用方式，在差不多的时间把孩子放在小马桶上，并在他使用时奖励他。另一些家长，特别是那些拒绝进入卫生间的孩子的家长，可能会首先关注准备工作。他们可能会首先为孩子能进入卫生间给他奖励，然后再奖励他能靠近便池或厕所，之后是坐在马桶上面，最后是能够使用马桶。

为了让这个过程变得更加容易，并且避免孩子可能会抗拒的亲密的身体接触，你可以考虑让他先只穿内衣，或者甚至下半身不穿衣服。穿脱衣服的练习可以在如厕训练过程的最后阶段再进行，即当孩子将上厕所当作自己日常生活的一部分时。

一些孩子不接受这个新习惯。坚持让他尝试是非常重要的，父母要坚定。当发生事故时，不要因为孩子犯了错误而惩罚或批评他。

如果孩子在语言交流上有困难，一定要坚持用简单的语言来说明，并考虑使用看得见的东西进行强化。随着他能更好地使用小马桶（期望得到物质上的小奖励是一个很重要的学习动机），孩子会如你所愿地喜欢上他的日常生活。他会期望能够在可预测时间里去卫生间，如果不去他甚至会感到不安。到那时你需要提醒自己，取得这一重大进步对他来说是多么不易。你也应该思考如何让自己有足够的耐心来获得最后的成功。你和孩子一起开始了一项艰难的发展任务。

极端抵抗：有对立违抗性障碍的儿童

如果你的孩子十分反抗，那么强制执行如厕训练过程中那些相对来说比较严格的新习惯，可能会引发一场战争。你可能需要根据孩子的需要调整训练计划。像是把孩子放在小马桶上、频繁地提醒他去洗手间以及其他强制习惯养成的方法，对你的孩子都没有作用，即便其他家庭利用这些做法都成功地完成了如厕训练。和你的儿科医生合作，医生可能会向你推荐一位临床心理学家或行为学方面的专家，这也许会有所帮助。

想了解更多关于如何避免如厕训练抵抗的方法，请回顾第 6 章的讨论以及下文所列的项目。

避免孩子抵抗的方法

为了把孩子发生抵抗的可能性降到最低，你需要做到：

不把它当问题

如果能用轻松有趣的方式介绍如厕训练这件事，一些孩子可能会更喜欢尝试。你可以告诉孩子，现在他的好多小伙伴正在使用马桶，问他是否想试试。

给他选择

告诉孩子，有些小朋友喜欢在如厕训练成功后，在表格里贴上一颗星星；有些小朋友喜欢得到一个小奖励。问问你的孩子，他希望在如厕训练成功后得到什么样的奖励。让他自己选择是使用小马桶还是成人的马桶，喜欢用楼上的卫生间还是楼下的，夜里是喜欢穿着纸尿裤、训练裤还是小内裤。

让他自己完成奖励

孩子可能会对能够看到自己进步的表格很感兴趣，或者喜欢装着各种小礼物的摸奖袋，在成功使用马桶后，能够自己挑选一袋小零食作为奖励。

促进自我意识

鼓励孩子留意自己上厕所的需求，而你也要注意同时在暗中观察。

提供帮助

问问孩子是否想让你带他去卫生间，在适当的时候口头提醒他，也可以给他一个信号（拍手，按铃）。

避免对抗

如果孩子确实需要上厕所了，但却拒绝去，不要争辩、威胁或正面地回应。你装作很漫不经心的样子告诉他，如果尿裤子了，那么一直保持的记录就会被毁掉了。或者说："好吧，那我去上厕所了"，并以身作则。如果他发脾气，你可以换个话题或者暂时离开，直到他平静下来。

如果必要的话，歇口气

如果孩子的反抗升级，超出了你可以控制的范围，那么你可以暂停如厕训练，直到你能自如应对。事后不要谈论不愉快的训练经历或批评孩子的"失败"。你要放心，孩子也会考虑发生了什么事，当他准备好时，他会主动提起这件事，你要做的就是跟随孩子的节奏。

赞美和欣赏

你的孩子可能不会表现出来，但他能够敏锐地意识到你的认可，并感到很开心。

对于孩子每一个小小的成功，都要给予足够的表扬，不要忘记拥抱和亲吻他。

让他从经验中学习

如果他制造了事故，你可以冷静地指出，他现在把裤子尿湿了，并在清理时以一种愉快的方式邀请他帮助。如果他帮你一起清理，或者做了任何积极的事情，专注于他的配合，而不是事故本身。

常见问题
与解答／

问：我觉得我一直在问我的儿子要不要上卫生间，而他总是坚持不要。但他仍然会在白天制造点事故，我该做什么？

答：有些孩子可能会被他们当时手头所做的事情转移了注意力，以至于意识不到自己需要上厕所，等到发现的时候却为时已晚。你的孩子可能会因为持续发生尿裤子等事故而感到沮丧。解决这一难题最好的办法，是每隔一个半小时到两个小时，就让孩子去上厕所。这样你就不用不停地问他是否要去了。在固定时间去卫生间可以成为一种习惯，希望他能成功。

问：我丈夫和我在何时开始对女儿进行如厕训练这个问题上中存在分歧。我们知道她会遇到挑战，我想再等几个月，但我丈夫认为我们今天应该开始训练了。

答：有时候，有特殊需要的孩子完成整个学习过程需要更长的时间，可能需要职业治疗师、理疗师或康复工程师的帮助。你要做的第一步是试着确定孩子是否已经准备好开始接受训练了。通常情况下，当孩子能保持纸尿裤内干爽一小时或更长时间、能规律地排便、可以意识到自己要小便或大便、不喜欢纸尿裤被弄湿或弄脏时，就说明可以开始进行训练了。

第8章

尿床

大部分5岁以下儿童都会尿床。这种现象在儿童中很常见，因为控制膀胱－大脑连接的神经还在成熟。在孩子5岁以后，尿床的人数开始减少。男孩尿床的发生率是女孩的两倍，并且夜间尿床比白天尿裤子发生的概率要大。

一年前，伊娃 4 岁时，她的父母丽莎和鲍勃，觉得如厕训练一点也不简单。在帮助伊娃建立习惯和如何帮助她更好地完成训练这件事上，他们经常发生分歧，这使得这一过程进展得比预计的更加困难。父母的分歧放慢了伊娃进步的速度。当伊娃白天能保持内裤干爽的时候，这对他们两人都是一种解脱，他们之间也没有了争吵。

但现在，在伊娃快 5 岁时，鲍勃的焦虑又开始增加了。他向丽莎指出，伊娃在好几个星期里，每周都会在夜里尿床两三次，而伊娃的小伙伴都没有遇到类似的问题。他觉得丽莎放松的态度是让女儿"懒惰"的主要原因，尤其是她总在晚上让伊娃穿训练裤。他大声地强调，随着伊娃长大，她应该在夜里穿内裤，尿床后应当自己换床单，并且如果尿床，那么第二天不许吃甜点。

对尿床的常见误解

鲍勃对伊娃的表现所做出的反应，源于担忧她的身体功能是否正常，并且想让伊娃培养出她这个年龄该有的自律性。然而，他的不安是基于对尿床事故的一些常见误解，包括尿床的原因、尿床在 4 岁儿童中出现的频率，以及尿床对孩子自律性的影响。例如，鲍勃没有意识到，**虽然大多数孩子在 2~4 岁之间，能够在白天成功完成如厕训练，但很多孩子在 5 岁甚至更大的时候，都无法在夜里控制自己不尿床。**因此伊娃的表现，完全可以理解。

鲍勃和丽莎的假设是：伊娃的朋友中没有一个人有尿床的问题，这可能也是不正确的。四五岁孩子的父母对孩子尿床事件的痛苦程度，可能要比他们当初训练孩子使用小马桶要低得多。很有可能伊娃的很多小伙伴都会偶尔尿床，但他们的父母并不认为这是一个问题，或者他们想避免让孩子难堪而不说出来。因为尿床对很多人来说都是一种耻辱，这样就使得父母可能不知道其他孩子的情况，进而认为自己的孩子是唯一一有问题的孩子。

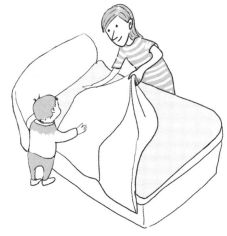

图 8-1 不要过分关注孩子尿床的问题。相反，给孩子提供支持和安慰。你也可以鼓励她在事后帮你换床单，然后收拾干净

另一个关于在四五岁时尿床的常见误解是，很多家长觉得这是一个道德问题，与自律和对自己和他人的尊重有关。**在大多数情况下，尿床事故是在孩子无意识的情况下发生时，孩子也没有自觉控制它的能力，这并非一个需要严惩的道德问题**（图 8-1）。有些孩子即使能够醒来去卫生间，但却拒绝这样做，也很可能是由于这个年龄的孩子特有的短视与恐惧，而不是懒惰的表现。

帮助孩子面对尿床

当孩子两三岁时，她可能不会因为尿床而感到特别沮丧。但随着年龄的增长，当孩子上小学后，她的社会意识和与同龄人交往的欲望不断提高，持续的尿床可能会导致她感到不安和尴尬，甚至会在社交时出现退缩。如果你的学龄期孩子仍在膀胱控制的问题上挣扎，那么在与她自己、其他家庭成员、儿科医生讨论这个问题时，有必要考虑她的感受。如果可能，让孩子来决定她想把这个情况告诉谁，并由她用自己的方式来讲述。

在将这些信息透露给别人之前，先征得孩子的同意，并在她的兄弟姐妹和小伙伴之间订立一个不许嘲笑的规则。当她被邀请去朋友家过夜、参加野营旅行，或其他过夜活动时，帮她推掉（如果孩子还没有意识到这个风险，那么你要站出来告诉她的小伙伴，或者他们的父母，她在周末有约了）。最重要的是，要确保孩子明白尿床不是她的错。在大多数情况下，尿床是由于她的身体无法控制膀胱造成的。保持耐心并持续给孩子提供帮助，这种情况迟早会结束的。

儿童尿床最常见的原因

发展规律。大多数情况下，孩子们能在夜间保持干爽的能力要发展得相对晚一些。

家族史。尿床是遗传的。如果父母一方有尿床的历史，那么孩子尿床的概率是常人的 3 倍，如果父母双方都有尿床的历史，那么孩子尿床的概率会上升至常人的 5 倍。

便秘。如果孩子便秘并且在直肠里积存了很多粪便，这些粪便会挤压到膀胱，导致他在夜间尿床或白天尿裤子。你可以坚持记录孩子的排便情况，以观察排便规律。

压力。尿床还可能是孩子对家里的变化或压力的反应，例如新生儿、搬家、父母离婚等。也可能是孩子在学校里遇到的压力，比如难以适应新的环境、学业压力或者社会压力等。

大部分 5 岁以下儿童都会尿床。这种现象在儿童中很常见，因为控制膀胱－大脑连接的神经还在逐渐成熟。孩子 5 岁以后，尿床的人数开始减少。大约 15% 的 5 岁儿童、5% 的 10 岁儿童和 1% 的 18 岁青少年偶尔会尿床。**男孩尿床的发生率是女孩的两倍，并且夜间尿床比白天尿裤子发生的概率要大。**

理性看待孩子尿床

一些成年人可能会回忆起他们小时候因为尿床而听到的那些伤人的评论。但很重要的一点是，和二三十年前我们的父母不同，我们现在意识到了对一个困倦又困惑的孩子说类似"太恶心了，赶紧把睡衣脱了"或者"你在想什么？你怎么能这样"这样的话是多么让人痛苦，甚至会对孩子造成危害。负面的评论会增加孩子的羞耻感，降低她的自尊。

如果你发现，自己经常对于孩子尿床表现得异常生气或厌恶，那么你也许可以想想自己儿时的经历，那时候你的父母是怎么处理你尿床的问题的？他们是如何训练你在夜里上厕所的？你尿床时是否招来了父母的惩罚、羞辱或者愤怒，以及兄弟姐妹的嘲笑呢？

如果你觉得自己的经历阻碍了你更理性地做出反应，那么可以考虑让自己不去面对孩子尿床这件事，让你的另一半来负责解决这个问题。你还可以教孩子自己换睡衣、把毛巾铺在床单上然后继续睡到天亮，或者鼓励她穿训练裤，直到她能更容易地在夜间保持裤子一直干爽。

突然尿床：排除疾病或身体缺陷

对于 3 岁以下的孩子，能够在夜里完全不尿床是很少见的，到了孩子 4~5 岁时，能够在夜里一直保持内裤干爽的情况就比较常见了。但是在很多情况下，孩子要等到上小学时才能实现。即使是在以后的生活中，尤其是在压力大的时候，尿床的事故也会发生。然而，有些时候尿床并不单是日常生活的一部分，而是家长需要引起注意的症状。

无论孩子多大年龄，如果在他已经彻底完成如厕训练 6 个月或者更长的时间后，突然又尿床了，那么父母应该和孩子的儿科医生谈谈。 突然出现的尿床可能预示着某些疾病，例如膀胱或肾脏感染、糖尿病、便秘，或儿童泌尿系统缺陷（见第 6 章）。虽然只有不到 1% 的尿床病例最终被证实与疾病或缺陷相关，但是在出现状况时积极进行排查是很重要的。在确认了并非是疾病或身体缺陷引起的突然尿床之后，就可以再考虑其他可能的原因。大多数情况下，当疾病或缺陷出现时，一些伴随的症状也会出现，包括：

- ✓ 白天尿频；
- ✓ 小便时有不适或灼烧感；
- ✓ 排尿过程中会异常用力；
- ✓ 漏尿，白天会尿裤子，或只有很小的尿流；
- ✓ 尿液混浊或呈粉红色，或内裤、睡衣上有血迹；
- ✓ 同时有白天尿裤子和夜间尿床；
- ✓ 将大便泄漏在内裤里，或大便失禁。

尿床的突然出现也可能是心理压力、情感问题、身体虐待或性虐待的信号。如果你怀疑上述任何一项原因，那么一定要告知儿科医生。医生会知道该问孩子哪些问题来探索这些因素存在的可能性。

6 岁后尿床：身体和情感上的原因

如果孩子到了 6 岁，还不太能在夜里控制膀胱，并且家人没有尿床的历史，那么就要考虑孩子是否存在身体上的问题， 例如膀胱出口或尿道狭窄、膀胱过度活动症、膀胱容量较小或便秘等。

如果孩子 6 岁时尿床的情况并没有减少，请与儿科医生预约。记录下你观察到的所有症状并告诉医生。医生会问你一系列问题，来确定或排除任何一种疾病的可能性，问题可能包括以下几个方面：

1. 有尿床的家族史吗？

2. 孩子多久小便一次，在什么时候？

3. 孩子多久大便一次？排便多或硬吗？是否有用力排便的情况？是否出现过排便异常？

4. 孩子什么时候会尿床？孩子在尿床时是很活跃、很沮丧，还是处于异常的压力之下？

5. 孩子每天喝什么饮料？

6. 孩子是否在晚上或临睡前喝过碳酸饮料、柑橘类果汁，或者喝了很多水的情况下，更容易发生尿床吗？

7. 孩子小便时有什么特别？或尿液的样子有什么特别？

8. 孩子是否在睡觉时打鼾？或者在白天显得非常疲劳？

为了回答这些问题，你可能需要观察几天孩子的排便和排尿情况。在卫生间里放一个日志随时进行记录，然后和儿科医生分享这些信息。

大多数孩子尿床的情况会逐渐得到改善，每大一岁，大约 15% 的孩子就能在没有特殊干预的情况下在夜间保持干爽。即使是在身体出现问题或有延迟的情况下，大多数尿床仍会自然减少。孩子的膀胱容量会增加，膀胱控制能力会增强，过度活跃的膀胱开始更有效地控制和排出尿液。如果医生认为孩子可能有更严重的问题，他也许会进行额外的检查，如针对肾脏或膀胱的 B 超。如果有必要，他会建议孩子去看专门治疗儿童泌尿系统疾病的小儿泌尿科医生，专家会给予孩子最好的治疗。

有一些已经到了学龄期的孩子在经历了超过 6 个月的夜间干爽状态后又开始尿床。如果你发现有这样的情况，请医生进行检查是很重要的。突然重新开始尿床可能预示着膀胱或肾脏的感染、未被发现的便秘，甚至是糖尿病，值得家长特别注意并立即采取措施。

精神压力是另一个可能导致一系列尿床事件发生的原因。许多孩子会在刚开始上学时、搬到新房子里、家里多了新生儿时尿床。你的孩子可能正在经受学业压力或社交冲突，或者她可能正在对来自家庭的压力做出反应。经历过身体虐待或性虐待的孩子也常常会再次开始尿床。如果你怀疑可能是这些因素引起的，也要立即联系医生。

如果你认为压力或其他情绪问题可能是使得孩子尿床的原因，那么就和她谈谈。通过帮她解决让她痛苦的问题，你不仅情感上支持了她，也会让她有可能不再尿床。如果你发现她对你的帮助没有反应，那么一定要在问题变得更糟之前考虑寻求专业帮助。

夜间保持干爽：育儿技巧、工具和药物

育儿技巧

训练孩子避免尿床与白天的如厕训练的根本不同之处在于，尿床一般不受孩子的意识控制。如果孩子睡得太香（当你把他从一个地方抱到另一个地方，或者在他的旁边制造大量噪声时，他仍然睡着），他可能也无法回应他的身体在夜间发出的膀胱已经满了的信号。如果孩子的膀胱还没有完全成熟，即使你在睡觉前叫醒他上厕所，尿液仍有可能会溢出。如果孩子有健康问题或情绪障碍，那么夜里也会尿床，直到这些问题被解决。

由于这个原因，处理尿床问题在很大程度上就是在采取所有切实可行的步骤来防止夜间事故的发生；使清理过程尽可能简单轻松；顺其自然，让孩子和你自己都振作起精神。以下是许多父母认为有助于帮助孩子度过这一困难时期的技巧。

✓ **保护床和床单。**尿床一般是由于没有及时意识到膀胱已经充盈了，这种情况并不总是在孩子的意识控制范围内。最好的方法是减少尿湿给孩子带来的影响，你可以在睡觉时给他穿训练裤，或者将一张隔尿垫铺在床垫上，然后再铺上床单和另一层隔尿垫，这样你就可以在半夜床单被尿湿后，简单地剥去一层，让床垫继续保持干爽。与此同时，请放心，尿床的频率会随着孩子的身体功能的成熟而减少。到了十几岁时，几乎所有的孩子都不会再尿床了。

✓ **让孩子帮忙。**鼓励孩子帮忙换掉湿床单和被子，这是在教他承担责任。与此同时，也可以减少每次家里人都知道他尿床给孩子带来的尴尬。但是，一定要避免把这当作一种惩罚方式。惩罚孩子尿床有可能导致他的心理反抗，反而增加尿床行为，使他更有自我意识。

✓ **在你的家庭中订立一个不许嘲笑的规则。**不要让家人，尤其孩子的兄弟姐妹取笑他。向他们解释，说明孩子不是故意尿床的。如果你总不把尿床视作一种事故，其他家庭成员也像你一样做。

✓ **睡前采取措施**。让孩子在睡觉前上厕所（图 8-2）。

✓ **让孩子在睡前至少一个小时内不要喝大量的液体**。鼓励她白天多摄入液体（特别是水），这样她晚上自然就不会那么渴了。避免让孩子喝含咖啡因的饮料。为孩子解释清楚睡前少喝水的目的，这样她就不会觉得这是一种惩罚。

✓ **试着叫醒他，让他上厕所**。在你睡觉之前叫醒孩子，看他是否要再去一次卫生间。

✓ **在他的房间里安装一个小夜灯**。一盏灯可以帮助孩子在夜里勇敢地去上厕所。

✓ **让他知道你在他身边**。明确地告诉孩子，如果他需要，可以半夜叫醒你陪着他去卫生间。

✓ **在床附近放一个马桶**。小马桶不一定非要放在卫生间里，如果它能离床只有30 厘米左右的距离，那么孩子可以在需要小便时及时坐在上面。

✓ **不要把训练裤扔掉**。即使孩子在第一次训练成功后拒绝再穿训练裤，他在夜间的事故频发时，可能会改变主意。随时准备好训练裤，让他有机会随时改变主意而不感到尴尬。

✓ **允许孩子自己选择**。如果孩子想试着不穿训练裤，而是穿着内衣睡觉，那就尊重她的选择。鼓励她在夜里"体会想尿尿的感觉"。

✓ **考虑让床不被尿湿**。对于 6 岁以上的儿童，吸水床垫可以替代训练裤，特别是如果孩子觉得穿着看起来很像纸尿裤的训练裤看起来很尴尬的时候。当他不再戴着什么东西来帮他接住尿液时，可能能够更快地意识到被尿湿了并醒过来。

✓ **关注和表扬积极的行为**。表扬会让孩子在更多个夜晚保持干燥，因为它会鼓励你的孩子记住在睡前上厕所、在晚上少喝水、帮助换床单等。所有这些都能让孩子更好地控制自己的身体。

✓ **奖励**。用贴纸或其他小奖励来表扬你的孩子。

育儿工具

如果你在 1~3 个月内遵循了所有这些指导方针，而孩子在夜里仍然尿床，那么医生可能会建议你使用尿床警报器，特别是如果你的孩子已经 7 岁或更大了。这些报警报器有多种类型——可佩戴的、无线的、平板的，它们都有传感器，可以探测到少量的尿液并开启警报。这有助于提醒孩子，帮助她的大脑意识到自己必须去厕所。确保孩子在睡觉前重置了警报器。

当闹钟响起的时候，许多孩子可能无法被叫醒，所以你需要准备好在警报响起后尽快叫醒孩子。你可以在她房间里装一个婴儿监视器以便能及时听到警报，一些新的警报器也配有可选的监视器，可以放在父母的卧室里。

新的警报器类型层出不穷，可以请教儿科医生，让他帮你看看是否有更好的选择。可以直接从制造商和经销商处购买尿床警报器。在坚持正确使用的情况下，治愈率会达到 50% ~ 75%，尽管有些儿童一旦停止使用，会偶尔出现复发的情况。当孩子的内裤湿到一定程度时，闹钟往往是最有帮助的。尿床警报，虽然是最有效的治疗方式，但也是最需要投入很多精力的，所以如果想成功，需要孩子和父母同时具有使用它的动力。成功使用警报系统是很有挑战性的，30% 的儿童因为使用设备时没有得到所需的支持，而放弃了用这种方法进行治疗。

药物治疗

如果 4~6 个月后，尿床警报器不能解决问题，医生可能会给孩子开口服药物治疗。药物通常是最后的手段，6 岁以下儿童不推荐使用。去氨加压素（ Desmopressin ）是最常用的药物。大约有一半的儿童在使用这种药物治疗后尿床的情况有所改善，他们可以去朋友家过夜或参加其他需要在外过夜的活动。尽管这些药物对年龄较大的孩子有帮助，但所有的药物都有副作用。弥凝片可能的不良反应包括头痛、面部潮红、恶心、低

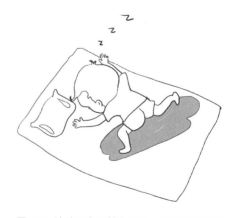

图 8-2　让孩子在睡前上厕所，并且避免在睡前给他喝大量的液体，以防止尿床

钠血症和癫痫发作。如果有必要，医生会与你讨论是否选择服用。

"这些治疗方法有效吗？"：避免未经证实的治疗

因为尿床是一个常见的问题，许多邮购的商家说自己的治疗方法是有效的。但是你最好谨慎对待这些信息，并小心使用这些产品，因为许多产品的承诺可能是虚假的，而且很贵。最好是听从医生的建议，你应该在孩子开始任何治疗计划之前向医生咨询。

即使你已经在几个月里尝试了所有这些方法，孩子也有可能不会对任何治疗做出反应。这不是他的错，他可能和你一样，希望能停止尿床，你应尽量让他觉得安心。在他的身体成熟到能控制自己不再尿床之前，试着把更多的注意力放在他生活中那些做得好的方面。

如果你认为除了生理发育慢一些之外还有其他原因，那就再和儿科医生或者心理健康专家谈谈。另外，孩子有自信和幸福感对他来说是很重要的，他需要知道你为他的所有成就而感到骄傲，并没有因为尿床这件事而被父母贴上标签。

常见问题
与解答

问：尿床问题是遗传吗？

答：研究表明，尿床的遗传性很明显。尿床的儿童中，15% 家庭中没有尿床史。如果父母中的一方有尿床的病史，那么这一比例会上升到 44%；如果父母双方都有过这样的病史的话，这一比例会上升到 77%。

问：我 8 岁的女儿是早产儿，这与她尿床有关吗？

答：6 岁以上的孩子持续尿床可能由生理、激素或发育问题引起。由于早产的孩子面临更大的发育风险，所以她的尿床可能与早产有关。然而，更有可能的是，她的尿床仅仅是由于遗传的问题，而且无论她是否早产，她都会尿床。最好让孩子接受医生的检查，以确定她持续尿床的原因。在大多数情况下，随着孩子长大，尿床的问题就会被解决——即使是遗传引起的。然而，在尝试处理此类问题时，排除任何身体缺陷或发育迟缓的可能性总是很重要的。

Chapter 9

第9章

自力更生的孩子

当孩子成功完成如厕训练，
他将变得更加自信和独立，并且由
掌握一项新技能而产生出的自豪
感将支持他的进一步发展。

父母们都会很高兴看到孩子成功完成了如厕训练。用纸尿裤填满购物车的日子一去不复返了（至少是对于现在这个孩子），而且尿裤子、尿床等事故已经减少到了可以控制的次数。

如厕训练的成功是孩子实现自我掌控的第一步

但是，对孩子来说，完成如厕训练的意义远远不仅限于从纸尿裤中解放出来。通过学习控制身体功能，孩子已经向实现自我掌控迈进了一大步，这也是对每个孩子来说很重要的目标。他做到了你所希望的像一个"大孩子"那样使用卫生间，并且一次又一次地取得成功，这给了他一种全新的成就感，甚至是独立的感觉。这种成功地应对挑战的感觉，将增加他面对生活中其他领域的挑战时的信心，包括社会适应和知识学习。因此，重要的是要认识到在如厕训练过程中孩子已经达到的水平，更不要因为偶然的事故否认孩子的成长。

如厕训练的前提

想让孩子学会在不被提醒的情况下自己去上厕所，他必须学会以下技能：

- ✓ 认识到有必要去卫生间；
- ✓ 比较自己和别人的行为；
- ✓ 制订按时去卫生间的计划，并将其付诸实施；
- ✓ 记住在如厕训练过程中，不同阶段的指令和动作；
- ✓ 自己会脱衣服，再穿好；
- ✓ 用语言表达需求，并且能说出可能会感受到的恐惧、焦虑、困惑或抵触；
- ✓ 克服干扰，专注于"去卫生间"这件事；
- ✓ 当他夜里醒来需要如厕时，能自己起床去卫生间；
- ✓ 即使在不熟悉的环境里和精神紧张的情况下也能保持这些新习惯。

随着年龄的增长，孩子们会有很大的变化，但他们的某些个性和学习方式仍然保

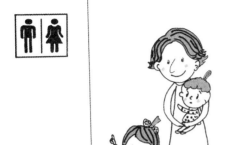

持稳定。在如厕训练结束之前，你要留意下你所观察到的孩子惯用的学习方法，以及你的训练技巧中哪些是最有效的。你可能会惊讶地发现，你可以轻易地把这个阶段学到的经验转化到他日后的学习中（图9-1）。

图 9-1　掌握了使用厕所的技巧，你的孩子会认识到，即使在公共场所，也需要使用卫生间

你对自己有了哪些新的认识

为人父母一件有趣的事就是，在与孩子互动的过程中，会发现一些许久都未被自己察觉的设想和埋藏在情感深处的感受。当孩子出生后，你可能会惊讶于自己对每一次新的经历的反应。你可能会被分娩的过程吓到，也可能在哺乳的过程中既沉醉又不安，在第一次抱孩子的时候既自信又紧张。**如厕训练也能唤起各种感受，从焦虑到沮丧再到喜悦。如厕训练是每个家长都必须承担的一项有意义的任务。但它更大的价值在于能让父母更多地了解自己和自己的孩子，以及所有成员如何作为一个家庭来运转。**理想的情况是：你将能够汲取在这一过程中所收获的经验教训，在未来的几年里，以有效的沟通促进孩子其他能力的发展，以积极的方式迎接新的挑战，在将来对下一个孩子进行如厕训练时更加得心应手。

你对孩子有了哪些新的认识

如厕训练不仅能让你了解自己的情绪、态度和育儿方式，还能让你对孩子的个性和学习模式有个很好的了解。一旦你完成了如厕训练，回想一下你孩子在整个过程中的表现，哪个部分对他来说比较容易，哪部分比较困难？他是不是很难坚持在马桶上

坐着超过 30 秒？他是否经常沉迷在其他事情里，而忘记去卫生间？他是否在任何时间都喜欢模仿其他孩子，如果别的孩子开始使用小马桶，那么他也会用，但是如果其他孩子还使用纸尿裤，那么他就会制造事故？

细心的父母会注意到，对孩子的正面强化比批评和惩罚要有效得多。想要取悦父母，得到表扬、爱和奖赏的愿望，在大多数孩子心中是极其强大的。

对于孩子来说，如厕训练是实现这个愿望的最好时刻之一。当孩子进入幼儿园和小学后，你对于他取得的进步的积极反应以及奖励会让他不断努力，帮助他取得良好的学习成绩，以及社会和个人的成功。

及时处理

直到我的第 2 个孩子埃玛接受了如厕训练，我才能够把我自己的习惯和成功教她完成训练这件事联系起来。在训练我的第一个孩子理查德时，我从未想过要在出门时多带一些衣服、尿布、湿巾，或者为可能发生的事故提前做些准备。因此，每当理查德在公共场所（甚至是在家里）制造意外时，我很可能会完全崩溃。我的这些情绪爆发对我们俩来说都很不好，也不可能让情况好转。六年之后，当我训练埃玛时，我已经是个更成熟的家长，学会了提前准备。甚至在向埃玛介绍小马桶之前，我就把所有必要的清洁用品都装好了，我们也从未不带替换衣服就出门。我简直不敢相信这是多么的不同，不仅在于我所感受到的压力，也在于我和埃玛的关系以及她的自尊水平。

自从如厕训练结束后，我发现教她新东西很容易。她就是这样一个自信的小人儿，她知道如果她犯了错误，我是不会发火的。难以相信提前装好清洁用品和在床上铺好塑料布有多么棒。总的来说，我想说的是：通过如厕训练，我的孩子至少教会了我很多关于自我管理的宝贵经验，和我教给她的一样多。

埃伦，理查德和埃玛的妈妈

父母的故事

记笔记

哪一种训练技巧最有效——多和孩子谈论有关马桶的事，还是直接把他放在马桶上？坚持按照固定的时间表执行如厕训练，还是让他自己察觉到是时候去上厕所了？他是喜欢在你的提醒下去上厕所，还是抵制你的提醒，因为他不想被掌控？他更喜欢你拥抱、亲吻、表扬、给图表上的星星等奖励方式，还是更喜欢你答应他做娱乐活动？（如果能在一天或一周的时间里都保持干爽。）

你对家庭有了哪些新的理解

在如厕训练过程中，你的经历会与家人间的相处模式有很大关系。你可能会注意到，在 6 个月或更长的时间里，你或你的伴侣会承担起维护家庭纪律的角色，而你的伴侣或你则更喜欢一种宽松的方式（这一节中所提到的伴侣都可以适用于其他抚养孩子的成年人）。或者你可能会注意到，当孩子制造了事故，或宣布自己的成功时，他通常会去找父母其中一方。你和你的伴侣也能开始了解到另外一方马上要到达极限，需要及时出手相助的信号。最后，你可能会发现，你们二人之中，有一个更倾向于替孩子做，而另一个人则更有可能帮助她尽可能地独立，这种模式可能会持续数年。最重要的是要记住，孩子会和她的父母建立起相互独立的关系，这是孩子成长和成为她自己的过程中重要的一环（图 9-2）。

同时，你可以基于你所观察到的模式，来让整个家庭开始产生你认为必要的改变。也许你会发现，当孩子犯错时，你们二人会倾向于"联合起来"来压制她，而不是留给她空间去理解和纠正自己的错误。或者你可能会注意到，当你们双方对于育儿方式持不同意见时，你

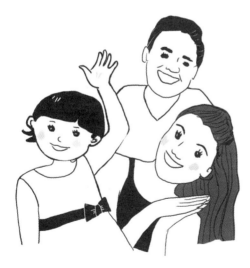

图 9-2　通过如厕训练，你的孩子已经学会了完成目标，变得自信和独立，并发展了身体和情感技能，这些将使她终生受益

们每个人都会倾向按自己的想法来，破坏对方的努力，而不是相互妥协达成一致。这种情况下，你们二人最好进行沟通，或者一起向儿科医生征询建议。你甚至可以和孩子在一个简单的层面上谈一谈，了解哪种育儿方法让她感觉更好或更糟。

如厕训练完成后还应该有哪些后续计划

没有人是完美的，几乎每个父母的心中都有一份清单，上面列着如果他有机会和孩子重温一遍这段经历，他会有哪些不同的处理方式。下面列出了一些常见的如厕训练完成后，应该进行的后续计划，你可以在展望未来的时候考虑进去。

"当我经历这些情绪的时候，我就会意识到我的情绪的触发点。"我们在某种特定情况下会产生情绪反应。一个事实是，年幼的孩子在艰难地学习正确行为的时候，往往会在无意中触发我们的坏情绪。当你对孩子进行如厕训练时，你可能会注意到，在你没有睡好，或者没有心理准备，或者是在为工作所扰的时候，你很容易情绪失控。你可能已经意识到哪些是让你的情绪失去控制的导火线。通过提前发现这些危险信号，你就可以在发脾气之前让自己退后一步，你可以抽出一段时间来与别的成年人谈谈，或者用另一种方法发泄情绪。

"我会等到和伴侣单独相处时候，和他争论我们的家教方式。"研究表明，相比那些意见一致却不太理想的做法（除了身体虐待、语言虐待，或情感虐待——这是绝不能容忍的），**父母之间对于规则设置和执行方式上的分歧或冲突，会给孩子带来更多的长期负面影响**。如果你强烈反对你伴侣的育儿方式，在与孩子发生另一场冲突之前，先与他在私下里做个妥协，然后集中精力执行这个新方法。那些互相不同意对方的基本教育理念的伴侣，应该把注意力集中在具体的事情上，每次执行之前提前达成一致。比如说，孩子拒绝去卫生间时如何做，或者在晚饭开始前要糖果时如何做等。这些父母也应该咨询孩子的儿科医生。

"我会更少去担心这种混乱，更多地关注孩子的自尊。"对每个家庭来说，意想不到的混乱都是生活的一部分，你可以在事故后清理干净。重要的是，你的孩子要知道她是被爱、被重视、被支持的。

"我会试着保持一种幽默感，并牢记这一切都会过去。"父母们在回顾如厕训练的过程时，常常会惊讶地发现当初这些看起来无休无止的挑战其实只持续了几个月左右。孩子们成长得太快，这是众所周知的事实。只要稍加努力，即使是困难的阶段也可以在大部分时间里变得有趣，令人着迷。

欣赏你自力更生的孩子

当孩子成功完成如厕训练，告别了他的幼年时期继续向前迈进时，你可以庆贺自己完成了一个重大的育儿挑战。在你的努力帮助下，孩子完成了这个发展过程中的里程碑，他将变得更加自信和独立，并且由掌握一项新技能而产生出的自豪感将支持他的进一步发展。

一个很简单的事实是：**一旦孩子体会到了实现一个目标的快乐，将使以后的成功变得更有可能。**虽然在未来的几年里，尿裤子等事故还有可能会不时发生，但更重要的是，你的孩子和你的家人携手共同完成了眼前的任务，现在，你们已经准备好了迎接前方更多的挑战。

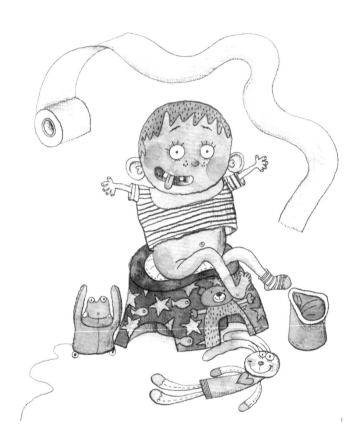